Bienvenue dans l'univers des soins capillaires naturels !

Les cheveux, c'est un peu notre couronne quotidienne. On rêve tous d'une chevelure brillante, soyeuse et en pleine santé. Mais entre les produits chimiques, les colorations, le stress, la pollution… nos cheveux nous donnent parfois du fil à retordre ! Alors, pourquoi ne pas revenir à l'essentiel avec des **soins capillaires faits** maison ? Plus naturels, plus doux, et surtout adaptés à chaque besoin spécifique, ils sont un véritable cadeau pour nos cheveux, et en plus… c'est super économique !

Pourquoi choisir les soins capillaires faits maison ?

Il y a mille et une raisons de te tourner vers les soins capillaires maison, mais commençons par la plus évidente : *la simplicité*. Pas besoin d'être un chimiste ou d'avoir des produits compliqués à prononcer pour prendre soin de tes cheveux. Avec quelques ingrédients que tu trouves déjà dans ta cuisine, tu peux préparer des soins incroyablement efficaces. Avocat, huile de coco, miel, vinaigre de cidre… Ces ingrédients naturels sont de véritables alliés pour redonner éclat, force et vitalité à ta chevelure.

Faire ses propres soins capillaires, c'est aussi l'assurance d'utiliser des *ingrédients 100% naturels*, sans additifs chimiques, sans silicones, sans parabènes. Tes cheveux n'absorbent que des nutriments sains, ce qui, sur le long terme, les rend plus forts, plus brillants et en meilleure santé. Les ingrédients naturels respectent la fibre capillaire, réparent en profondeur, et leur action douce convient à tous les types de cheveux.

Des soins personnalisés et économiques

L'autre avantage des soins capillaires maison ? C'est *économique*. Les produits capillaires commerciaux peuvent coûter une petite fortune, surtout si tu cherches des soins spécialisés ou haut de gamme. Faire ton propre masque ou ton propre shampooing à la maison coûte une fraction de ce prix. Et en prime, tu utilises des ingrédients que tu possèdes déjà ou qui sont faciles à trouver, comme des œufs, du citron ou de l'huile d'olive.

Et n'oublions pas la ***personnalisation***. Lorsque tu fabriques tes soins toi-même, tu choisis exactement ce que tu veux pour tes cheveux. Que tu aies des cheveux secs, gras, bouclés ou fins, tu peux adapter chaque recette à tes besoins spécifiques. Un peu plus d'huile pour hydrater, un peu de citron pour purifier, un soupçon d'aloe vera pour réparer... tu deviens l'expert(e) de ta propre chevelure !

Un aperçu des recettes maison naturelles

Dans ce livre, tu vas découvrir une multitude de **recettes naturelles**, chacune pensée pour répondre aux besoins spécifiques de tes cheveux. Que tu luttes contre des pellicules, que tu veuilles accélérer la pousse de tes cheveux ou simplement redonner de la brillance à ta chevelure, tout y est.

Chaque recette est simple, naturelle, et surtout facile à réaliser chez soi. Alors, prêt(e) à chouchouter tes cheveux avec des soins de grand-mère faits maison ? C'est parti pour des cheveux de sirène, naturellement et simplement !

______________ Chapitre 1__________

5 TOP recettes naturelles contre les pellicules

Adieu les petits flocons blancs et démangeaisons du cuir chevelu !

Recette N° 1 : Bain d'huile à l'huile de coco et à l'huile essentielle de tea tree

Voici la recette détaillée du Bain d'huile à l'huile de coco et à l'huile essentielle de tea tree, une recette traditionnelle d'Asie du Sud-Est pour lutter contre les pellicules :

Ingrédients :

- **3 à 4 cuillères à soupe d'huile de coco** (vierge, pressée à froid)
- **5 à 6 gouttes d'huile essentielle de tea tree** (antifongique et apaisante)
- **Optionnel : 1 cuillère à soupe d'huile de ricin** (pour renforcer la pousse des cheveux)

Préparation :

1. **Fais fondre l'huile de coco :** Si l'huile de coco est solide (ce qui est souvent le cas à température ambiante), fais-la fondre au bain-marie à feu doux ou en la chauffant légèrement entre tes mains. Ne chauffe pas trop pour conserver ses propriétés nourrissantes.
2. **Ajoute l'huile essentielle de tea tree :** Une fois que l'huile de coco est liquide, ajoute **5 à 6 gouttes d'huile essentielle de tea tree**. Cette huile essentielle est connue pour ses propriétés

antifongiques, ce qui en fait un allié puissant contre les pellicules. Mélange bien.

3. **Optionnel : Ajoute l'huile de ricin** : Si tu veux stimuler la pousse de tes cheveux en plus de traiter les pellicules, tu peux ajouter **1 cuillère à soupe d'huile de ricin**. Cette huile est épaisse et riche en acides gras, parfaite pour renforcer et nourrir les racines.

Application :

1. **Applique sur le cuir chevelu :** Divise tes cheveux en sections et applique le mélange d'huiles directement sur ton cuir chevelu, en massant doucement avec tes doigts pendant environ 5 à 10 minutes. Ce massage va stimuler la circulation sanguine et permettre à l'huile de coco et au tea tree de pénétrer profondément dans la peau.
2. **Étale l'huile sur les longueurs :** Après avoir bien massé ton cuir chevelu, étale l'huile restante sur les longueurs et les pointes pour nourrir et hydrater tes cheveux.
3. **Laisse poser :** Enveloppe tes cheveux dans une serviette chaude ou un bonnet de douche et laisse poser l'huile pendant **au moins 30 minutes**. Pour un traitement encore plus nourrissant, tu peux laisser le bain d'huile agir toute la nuit.
4. **Rince et lave :** Rince abondamment à l'eau tiède, puis fais un shampoing doux pour éliminer toute l'huile. Si l'huile est difficile à retirer, un deuxième shampoing doux peut être nécessaire.

Fréquence :

Ce bain d'huile peut être réalisé **une fois par semaine** pour traiter les pellicules et nourrir les cheveux en profondeur. En cas de pellicules sévères, tu peux augmenter la fréquence à deux fois par semaine jusqu'à amélioration.

Bienfaits du bain d'huile à l'huile de coco et tea tree

- **Hydratant et nourrissant** : L'huile de coco pénètre profondément dans le cuir chevelu et les cheveux, les nourrissant en profondeur tout en hydratant les zones sèches du cuir chevelu responsables des pellicules.
- **Antipelliculaire puissant** : L'huile essentielle de tea tree combat efficacement les champignons et les bactéries qui peuvent causer les pellicules.
- **Stimule la pousse des cheveux** (avec l'huile de ricin) : Si tu ajoutes l'huile de ricin, ce bain d'huile aide également à fortifier les racines et à stimuler la pousse des cheveux.

Ce bain d'huile traditionnel d'Asie du Sud-Est est une méthode simple et naturelle pour se débarrasser des pellicules tout en nourrissant le cuir chevelu et en favorisant des cheveux plus forts et en meilleure santé.

Recette N° 2 : Masque au yaourt et au citron

Voici la recette détaillée du Masque au yaourt et au citron, une recette traditionnelle d'Europe de l'Est pour lutter contre les pellicules :

Ingrédients :

- **4 cuillères à soupe de yaourt nature** (sans sucre ajouté, riche en probiotiques)
- **2 cuillères à soupe de jus de citron frais** (pressé directement)
- **1 cuillère à soupe de miel** (facultatif, pour apaiser et hydrater)

Préparation :

1. **Mélange le yaourt et le jus de citron :** Dans un bol, mélange **4 cuillères à soupe de yaourt nature** avec **2 cuillères à soupe de jus de citron frais**. Remue bien jusqu'à obtenir une texture lisse et homogène.

2. **Ajoute le miel (facultatif)** : Si tu as le cuir chevelu sensible ou sec, tu peux ajouter **1 cuillère à soupe de miel**. Le miel est un excellent hydratant naturel et adoucira l'effet légèrement astringent du citron.

Application :

1. **Applique sur le cuir chevelu et les cheveux** : Sépare tes cheveux en plusieurs sections et applique généreusement le mélange directement sur ton cuir chevelu, en massant doucement avec tes doigts pour bien faire pénétrer. Étends ensuite le masque sur les longueurs si tes cheveux sont secs ou abîmés.
2. **Laisse poser** : Laisse le masque agir pendant **20 à 30 minutes**. Durant ce temps, le yaourt apaisera et équilibrera le cuir chevelu, tandis que le citron combattra les pellicules grâce à ses propriétés antibactériennes et antifongiques.
3. **Rince et lave** : Rince abondamment à l'eau tiède, puis fais un shampoing doux pour éliminer les résidus du masque. Assure-toi de bien rincer pour éliminer tout le yaourt et le citron.

Fréquence :

Utilise ce masque **une fois par semaine** pour traiter les pellicules et réguler le cuir chevelu. Si tu as des pellicules sévères, tu peux augmenter la fréquence à deux fois par semaine jusqu'à amélioration.

Bienfaits du masque au yaourt et au citron

- **Le yaourt** : Riche en probiotiques et en protéines, il aide à équilibrer le cuir chevelu, réduit les inflammations et apaise les irritations liées aux pellicules. De plus, ses propriétés hydratantes renforcent la fibre capillaire.
- **Le citron** : Grâce à sa teneur en acide citrique, il aide à exfolier le cuir chevelu en éliminant les cellules mortes, tout en ayant une action purifiante contre les champignons et bactéries responsables des pellicules.

- **Le miel (optionnel)** : Si ajouté, il hydrate et apaise, réduisant ainsi les démangeaisons tout en nourrissant le cuir chevelu.

Ce masque naturel et simple à base de yaourt et de citron est un soin efficace contre les pellicules, tout en apportant fraîcheur et équilibre au cuir chevelu. Utilisé régulièrement, il élimine les pellicules tout en apportant hydratation et douceur à tes cheveux.

Recette N° 3 :Bain de vinaigre de cidre

Voici la recette détaillée du Bain de vinaigre de cidre, une recette traditionnelle d'Europe du Nord pour lutter contre les pellicules :

Ingrédients :

- **1/2 tasse de vinaigre de cidre** (de préférence bio et non filtré)
- **2 tasses d'eau tiède**
- **Quelques gouttes d'huile essentielle de lavande ou de tea tree** (facultatif, pour leurs propriétés apaisantes et antifongiques)

Préparation :

1. **Diluer le vinaigre de cidre :** Mélange **1/2 tasse de vinaigre de cidre** avec **2 tasses d'eau tiède** dans un récipient. Le vinaigre de cidre est puissant, il est donc essentiel de le diluer pour éviter d'irriter le cuir chevelu.
2. **Ajoute l'huile essentielle (facultatif)** : Si tu le souhaites, tu peux ajouter **4 à 5 gouttes d'huile essentielle de lavande** (pour apaiser le cuir chevelu) ou de **tea tree** (pour ses propriétés antifongiques supplémentaires). Cela renforcera l'action antipelliculaire du bain de vinaigre.

Application :

1. **Applique sur le cuir chevelu et les cheveux** : Après avoir lavé tes cheveux avec ton shampoing habituel, verse doucement le mélange de vinaigre de cidre sur ton cuir chevelu et tes cheveux. Veille à ce que le liquide soit bien réparti sur tout le cuir chevelu.
2. **Masse doucement :** Masse délicatement ton cuir chevelu pendant environ 2 à 3 minutes pour permettre au vinaigre de cidre de pénétrer et de purifier ton cuir chevelu.
3. **Laisse poser :** Laisse le mélange agir sur ton cuir chevelu pendant **5 à 10 minutes**. Pendant ce temps, le vinaigre de cidre rééquilibrera le pH de ton cuir chevelu, réduira les pellicules et aidera à refermer les cuticules des cheveux, leur donnant ainsi plus de brillance.
4. **Rince à l'eau tiède :** Rince tes cheveux abondamment à l'eau tiède pour enlever toute trace de vinaigre. Ne t'inquiète pas pour l'odeur : elle disparaîtra une fois les cheveux secs.

Fréquence :

Ce bain de vinaigre de cidre peut être utilisé **une seule fois par semaine** pour éliminer les pellicules. Il est particulièrement efficace pour les cuirs chevelus gras ou irrités.

Bienfaits du bain de vinaigre de cidre :

- **Équilibre le pH :** Le vinaigre de cidre aide à rétablir l'équilibre du pH du cuir chevelu, souvent perturbé par les shampoings agressifs ou les produits capillaires, ce qui contribue à réduire la formation de pellicules.
- **Action antifongique :** Grâce à ses propriétés antifongiques naturelles, le vinaigre de cidre aide à éliminer les champignons responsables des pellicules.
- **Apaisant et purifiant :** Le vinaigre de cidre aide à calmer les démangeaisons, les irritations et à purifier en profondeur, laissant le cuir chevelu propre et rafraîchi.
- **Brillance et douceur :** En refermant les cuticules des cheveux, il leur donne de la brillance et les rend plus doux au toucher.

Ce Bain de vinaigre de cidre est une méthode naturelle et très efficace pour dire adieu aux pellicules tout en apportant éclat et douceur à tes cheveux. Utilisé régulièrement, il purifie le cuir chevelu et rééquilibre l'hydratation naturelle de tes cheveux.

Recette N° 4 : Masque au bicarbonate de soude

Voici la recette détaillée du Masque au bicarbonate de soude, une recette traditionnelle d'origine asiatique pour lutter contre les pellicules :

Ingrédients :

- **2 à 3 cuillères à soupe de bicarbonate de soude** (pur et de qualité alimentaire)
- **1 à 2 cuillères à soupe d'eau** (pour obtenir une consistance pâteuse)
- **1 cuillère à soupe d'huile de coco** (facultatif, pour hydrater et apaiser le cuir chevelu)
- **Quelques gouttes d'huile essentielle de tea tree** (facultatif, pour ses propriétés antifongiques supplémentaires)

Préparation :

1. **Prépare la pâte de bicarbonate de soude :** Dans un petit bol, mélange **2 à 3 cuillères à soupe de bicarbonate de soude** avec **1 à 2 cuillères à soupe d'eau**. Remue jusqu'à obtenir une pâte homogène. Ajoute plus ou moins d'eau en fonction de la consistance souhaitée (la pâte doit être facile à appliquer sur le cuir chevelu sans couler).
2. **Ajoute l'huile de coco (facultatif) :** Si tu veux hydrater ton cuir chevelu et prévenir la sécheresse, tu peux ajouter **1 cuillère à soupe d'huile de coco** à la pâte. Cela aidera à nourrir le cuir chevelu tout en équilibrant l'effet nettoyant du bicarbonate de soude.

3. **Ajoute l'huile essentielle de tea tree (facultatif) :** Pour renforcer l'action antifongique du masque, ajoute **3 à 4 gouttes d'huile essentielle de tea tree**, réputée pour son efficacité contre les champignons responsables des pellicules.

Application :

1. **Applique sur le cuir chevelu :** Sépare tes cheveux en plusieurs sections et applique la pâte de bicarbonate de soude directement sur ton cuir chevelu. Masse doucement du bout des doigts pendant environ **2 à 3 minutes** pour bien exfolier et nettoyer le cuir chevelu.
2. **Laisse poser :** Laisse le masque agir durant **5 à 10 minutes**. Pendant ce temps, le bicarbonate de soude absorbera l'excès de sébum et les impuretés, tout en rééquilibrant le cuir chevelu. Il va aussi exfolier en douceur pour éliminer les pellicules sèches.
3. **Rince abondamment :** Rince soigneusement tes cheveux à l'eau tiède pour éliminer tout le masque. Fais un shampoing doux pour retirer les résidus restants de bicarbonate et d'huile de coco.

Fréquence :

Utilise ce masque **une fois par semaine** pour traiter les pellicules. Pour les cas de pellicules plus sévères, tu peux augmenter la fréquence à deux fois par semaine, en surveillant la sensibilité de ton cuir chevelu.

Bienfaits du masque au bicarbonate de soude :

- **Exfoliant doux :** Le bicarbonate de soude exfolie le cuir chevelu, éliminant les cellules mortes et les pellicules tout en stimulant la régénération de la peau.
- **Régule la production de sébum :** Il aide à rééquilibrer le cuir chevelu en absorbant l'excès de sébum, ce qui est particulièrement utile pour les cuirs chevelus gras sujets aux pellicules.

- **Antipelliculaire naturel :** Le bicarbonate de soude est un agent antifongique léger qui aide à réduire les pellicules causées par les champignons.
- **Hydratation (avec l'huile de coco) :** L'ajout de l'huile de coco prévient la sécheresse du cuir chevelu et nourrit en profondeur, tout en renforçant l'effet hydratant.

Ce **Masque au bicarbonate de soude** est une solution naturelle simple et efficace pour traiter les pellicules et purifier le cuir chevelu. Utilisé régulièrement, il élimine les pellicules tout en équilibrant la production de sébum pour des cheveux sains et propres.

Recette N° 5 : Masque à l'Aloe Vera et à l'huile d'olive

Voici la recette détaillée du Masque à l'Aloe Vera et à l'huile d'olive, une recette traditionnelle du Moyen-Orient contre les pellicules :

Ingrédients :

- **3 à 4 cuillères à soupe de gel d'aloe vera** (pur et naturel, de préférence bio)
- 2 cuillères à soupe d'huile d'olive extra vierge (pressée à froid)
- **Quelques gouttes d'huile essentielle de tea tree** (facultatif, pour ses propriétés antifongiques)

Préparation :

1. **Prépare l'aloe vera :** Si tu utilises du gel d'aloe vera directement de la plante, coupe une feuille d'aloe vera et extrais-en le gel transparent à l'intérieur. Assure-toi d'éliminer toute la sève jaune qui peut être irritante pour la peau.
2. **Mélange avec l'huile d'olive :** Dans un bol, mélange 3 à 4 cuillères à soupe de gel d'aloe vera avec 2 cuillères à soupe d'huile d'olive. Remue bien jusqu'à obtenir un mélange homogène.

L'huile d'olive va nourrir en profondeur ton cuir chevelu, tandis que l'aloe vera va apaiser les démangeaisons et hydrater.

3. **Ajoute l'huile essentielle de tea tree (facultatif)** : Si tu as des pellicules persistantes, tu peux ajouter 2 à 3 gouttes d'huile essentielle de tea tree pour renforcer l'effet antifongique du masque.

Application :

1. **Applique sur cuir chevelu et cheveux** : Sépare tes cheveux en plusieurs sections et applique généreusement le mélange directement sur le cuir chevelu en massant doucement avec les doigts. Ce massage stimulera la circulation sanguine et aidera à éliminer les pellicules. Étale ensuite le masque sur les longueurs si tes cheveux sont secs.
2. **Laisse poser** : Couvre tes cheveux avec un bonnet de douche ou une serviette et laisse poser le masque pendant 30 à 45 minutes. L'aloe vera apaisera et hydratera ton cuir chevelu, tandis que l'huile d'olive le nourrira et combattra les pellicules.
3. **Rince et lave** : Rince abondamment à l'eau tiède, puis lave tes cheveux avec un shampoing doux, de préférence sans sulfates, pour éliminer tout résidu.

Fréquence :

Utilise ce masque une à deux fois par semaine pour lutter efficacement contre les pellicules. Après quelques semaines, tu devrais constater une réduction visible des pellicules et un cuir chevelu plus apaisé.

Bienfaits du masque à l'aloe vera et à l'huile d'olive

- **Apaisant et hydratant** : L'aloe vera est un puissant hydratant et apaisant qui calme les démangeaisons et réduit l'inflammation du cuir chevelu.
- **Antipelliculaire et nourrissant** : L'huile d'olive hydrate et nourrit le cuir chevelu en profondeur, ce qui permet de réduire les pellicules sèches et les irritations.

- **Antifongique (avec l'huile essentielle de tea tree) :** Le tea tree aide à combattre les levures et les champignons responsables des pellicules, pour un cuir chevelu sain et équilibré.

Ce masque est une solution simple et naturelle pour traiter les pellicules tout en nourrissant et hydratant le cuir chevelu. Utilisé régulièrement, il aide à éliminer les pellicules tout en apaisant les irritations.

Conseils supplémentaires

- Testez les recettes une par une pour identifier celles qui conviennent le mieux à votre type de cheveux.
- Adaptez les quantités en fonction de la longueur et de l'épaisseur de vos cheveux.
- Utilisez des ingrédients de qualité et de préférence biologiques.
- Effectuez un test d'allergie avant d'appliquer un nouveau produit sur votre cuir chevelu.
- N'hésitez pas à combiner ces recettes ou à les adapter en fonction de vos ingrédients préférés.

___________ Chapitre 2___________

15 recettes pour accélérer la pousse des cheveux et lutter contre la chute

Les astuces naturelles pour des cheveux longs et en pleine santé !

Recette N° 6 : Masque à l'oignon et au miel

Voici la recette détaillée du Masque à l'oignon et au miel, une recette traditionnelle d'Inde pour stimuler la pousse des cheveux :

Ingrédients :

- **1 oignon de taille moyenne**
- **2 cuillères à soupe de miel** (de préférence bio)
- **1 cuillère à soupe d'huile de coco ou d'huile d'olive** (facultatif, pour nourrir et hydrater les cheveux)
- **Quelques gouttes d'huile essentielle de lavande** (facultatif, pour masquer l'odeur de l'oignon)

Préparation :

1. **Prépare le jus d'oignon :**
   - Épluche un oignon de taille moyenne, coupe-le en morceaux, et mixe-le dans un blender ou un mixeur.
   - Passe la purée d'oignon dans un tamis ou un morceau de tissu fin pour en extraire le jus. Presse bien pour récupérer le maximum de jus. Tu devrais obtenir environ **3 à 4 cuillères à soupe de jus d'oignon**.
2. **Ajoute le miel :** mélange **2 cuillères à soupe de miel** avec le jus d'oignon. Le miel est un excellent humectant qui retient l'hydratation dans les cheveux et apaise le cuir chevelu.
3. **Ajoute l'huile de coco ou d'olive (facultatif)** : si tu veux nourrir en profondeur tes cheveux, ajoute **1 cuillère à soupe d'huile de coco** ou **d'huile d'olive** au mélange. Ces huiles hydratent et apportent des nutriments essentiels à la fibre capillaire.
4. **Ajoute l'huile essentielle de lavande (facultatif)** : si l'odeur de l'oignon te gêne, tu peux ajouter **3 à 4 gouttes d'huile essentielle de lavande** ou de romarin pour neutraliser l'odeur et apporter des bienfaits supplémentaires pour la pousse des cheveux.

Application :

1. **Applique sur le cuir chevelu :** sépare tes cheveux en plusieurs sections et applique le mélange directement sur ton cuir chevelu à l'aide de tes doigts ou d'un pinceau. Masse doucement en effectuant des mouvements circulaires pendant environ **5 à 10 minutes**. Cela stimulera la circulation sanguine et aidera à l'absorption des nutriments.
2. **Laisse poser :** couvre tes cheveux avec un bonnet de douche ou une serviette chaude et laisse poser le masque pendant **30 à 45 minutes**. Le jus d'oignon va stimuler les follicules pileux, tandis que le miel et l'huile (si utilisée) nourriront ton cuir chevelu et tes cheveux.
3. **Rince et lave :** rince abondamment à l'eau tiède, puis fais un shampoing doux pour éliminer tout résidu du masque et de l'odeur de l'oignon. Un deuxième shampoing peut être nécessaire pour retirer complètement l'odeur.

Fréquence :

Utilise ce masque **une fois par semaine** pour stimuler la pousse des cheveux. Si tu veux accélérer encore plus la pousse, tu peux l'appliquer jusqu'à deux fois par semaine, en fonction de la sensibilité de ton cuir chevelu.

Bienfaits du masque à l'oignon et au miel

- **Stimulation de la pousse :** Le jus d'oignon est riche en soufre, un nutriment essentiel pour stimuler la production de collagène et renforcer les follicules pileux, ce qui favorise une pousse plus rapide des cheveux.
- **Réduction de la chute des cheveux :** Le soufre contenu dans l'oignon aide également à prévenir la casse des cheveux et à renforcer les racines, réduisant ainsi la chute.
- **Hydratation et brillance** (avec le miel et l'huile) : Le miel est un excellent hydratant naturel qui retient l'humidité dans les cheveux,

tandis que l'huile (de coco ou d'olive) nourrit et protège les cheveux contre la sécheresse.

- **Action antibactérienne :** L'oignon et le miel ont des propriétés antibactériennes qui aident à maintenir un cuir chevelu sain, ce qui est essentiel pour une croissance optimale des cheveux.

Ce Masque à l'oignon et au miel est une recette simple et puissante pour stimuler la pousse des cheveux. Utilisé régulièrement, il fortifie les racines, favorise la repousse et rend les cheveux plus forts et en meilleure santé.

Recette N° 7 : Masque à la levure de bière

Voici la recette détaillée du Masque à la levure de bière, une recette traditionnelle d'Europe pour stimuler la pousse des cheveux :

Ingrédients :

- **3 cuillères à soupe de levure de bière en poudre** (ou en flocons)
- **1 jaune d'œuf**
- **1 cuillère à soupe d'huile d'olive** (ou d'huile de coco pour plus d'hydratation)
- **Un peu d'eau tiède** (pour ajuster la consistance)
- **Quelques gouttes d'huile essentielle de romarin ou de lavande** (facultatif, pour favoriser la pousse et parfumer le masque)

Préparation :

1. **Mélange la levure de bière et l'eau :** dans un petit bol, mélange **3 cuillères à soupe de levure de bière** avec juste assez d'**eau tiède** pour former une pâte épaisse. Laisse reposer quelques minutes pour que la levure s'active.

2. **Ajoute 1 jaune d'œuf** à la pâte de levure de bière. Le jaune d'œuf est riche en protéines et en vitamines qui nourrissent les cheveux et favorisent leur croissance.
3. **Ajoute l'huile d'olive :** verse **1 cuillère à soupe d'huile d'olive** dans le mélange. L'huile d'olive est hydratante et riche en antioxydants, ce qui nourrit et protège les cheveux, tout en favorisant la brillance.
4. **Ajoute l'huile essentielle (facultatif)** : si tu veux stimuler davantage la pousse et ajouter un parfum agréable, ajoute **3 à 4 gouttes d'huile essentielle de romarin** ou de **lavande**. Ces huiles essentielles sont connues pour leurs propriétés revitalisantes et stimulantes pour la pousse des cheveux.

Application :

1. **Applique le masque uniformément sur ton cuir chevelu et tes cheveux.** Masse doucement le cuir chevelu avec tes doigts pour stimuler la circulation sanguine et favoriser l'absorption des nutriments. Étale ensuite le reste du masque sur les longueurs de tes cheveux.
2. **Laisse poser :** couvre tes cheveux avec un bonnet de douche ou une serviette chaude et laisse poser pendant **20 à 30 minutes**. Ce temps de pause permet à la levure de bière et aux autres ingrédients d'agir en profondeur, stimulant les follicules pileux et nourrissant la fibre capillaire.
3. **Rince et lave :** rince abondamment à l'eau tiède, puis fais un shampoing doux pour éliminer tout résidu du masque. Assure-toi de bien rincer pour ne pas laisser de traces de levure ou d'œuf dans tes cheveux.

Fréquence :

Utilise ce masque **une fois par semaine** pour stimuler la pousse des cheveux. Si tu souhaites des résultats plus rapides, tu peux appliquer ce masque deux fois par semaine, en surveillant la réaction de ton cuir chevelu.

Bienfaits du masque à la levure de bière

- **Stimulation de la pousse :** La levure de bière est riche en vitamines du groupe B, essentielles pour la croissance des cheveux. Elle favorise la régénération cellulaire et fortifie les follicules pileux.
- **Renforcement et brillance :** Le jaune d'œuf est une excellente source de protéines et de vitamines (comme la vitamine E et la biotine), qui aident à renforcer la fibre capillaire et à améliorer la brillance des cheveux.
- **Hydratation et protection :** L'huile d'olive hydrate et nourrit en profondeur, protégeant les cheveux de la casse et leur donnant un aspect doux et soyeux.
- **Propriétés revitalisantes** (avec les huiles essentielles) : Le romarin et la lavande sont reconnus pour leurs propriétés stimulantes, renforçant la circulation sanguine au niveau du cuir chevelu et favorisant la pousse des cheveux.

Ce Masque à la levure de bière est une solution naturelle et efficace pour accélérer la pousse des cheveux et les rendre plus forts. Utilisé régulièrement, il aide à renforcer les racines, nourrit en profondeur et stimule la repousse pour des cheveux plus longs et plus résistants.

Recette N° 8 : Masque à l'avocat et à l'huile de ricin

Voici la recette détaillée du Masque à l'avocat et à l'huile de ricin, une recette traditionnelle d'Amérique du Sud pour stimuler la pousse des cheveux :

Ingrédients :

- **1 avocat mûr**

- **2 cuillères à soupe d'huile de ricin** (de préférence bio, pressée à froid)
- **1 cuillère à soupe de miel** (pour hydrater et nourrir)
- **Quelques gouttes d'huile essentielle de romarin ou de menthe poivrée** (facultatif, pour stimuler davantage la circulation sanguine et la pousse)

Préparation :

1. **Prépare l'avocat :** Coupe **1 avocat mûr** en deux, retire le noyau, et écrase la chair à l'aide d'une fourchette ou d'un mixeur pour obtenir une purée lisse et sans grumeaux. L'avocat est riche en acides gras essentiels, vitamines, et minéraux qui nourrissent et fortifient les cheveux.
2. **Ajoute l'huile de ricin :** Ajoute **2 cuillères à soupe d'huile de ricin** à la purée d'avocat. L'huile de ricin est connue pour ses propriétés stimulantes sur les follicules pileux, favorisant ainsi la pousse rapide des cheveux.
3. **Ajoute le miel :** incorpore **1 cuillère à soupe de miel** dans le mélange. Le miel est un excellent humectant naturel qui retient l'hydratation dans les cheveux et aide à nourrir en profondeur.
4. **Ajoute l'huile essentielle (facultatif)** : si tu souhaites encore plus stimuler la circulation sanguine et la pousse des cheveux, ajoute **3 à 4 gouttes d'huile essentielle de romarin** ou de **menthe poivrée**. Ces huiles essentielles renforcent l'action de l'huile de ricin et apportent une sensation de fraîcheur au cuir chevelu.

Application :

1. **Applique sur le cuir chevelu et les cheveux :** sépare tes cheveux en sections et applique le mélange directement sur ton cuir chevelu. Masse doucement pendant environ **5 à 10 minutes** pour stimuler la circulation sanguine. Étale ensuite le reste du masque sur les longueurs et les pointes, surtout si elles sont sèches ou abîmées.

2. **Laisse poser** : couvre tes cheveux avec un bonnet de douche ou une serviette chaude et laisse poser le masque pendant **30 à 45 minutes**. Le mélange va nourrir en profondeur, renforcer les racines et favoriser une croissance saine des cheveux.
3. **Rince et lave** : rince abondamment à l'eau tiède, puis fais un shampoing doux pour éliminer tout résidu du masque, en particulier l'huile de ricin qui est épaisse. Un deuxième shampoing peut être nécessaire pour retirer complètement l'huile.

Fréquence :

Utilise ce masque **une fois par semaine** pour stimuler la pousse des cheveux et les fortifier. Si tu souhaites des résultats plus rapides, tu peux appliquer ce masque deux fois par semaine, tout en surveillant la réaction de ton cuir chevelu.

Bienfaits du masque à l'avocat et à l'huile de ricin

- **Stimulation de la pousse** : L'huile de ricin est riche en acide ricinoléique, qui favorise la circulation sanguine au niveau des follicules pileux, stimulant ainsi la croissance des cheveux.
- **Hydratation et réparation** : L'avocat, riche en acides gras essentiels, hydrate en profondeur et nourrit les cheveux, leur redonnant force et vitalité. Il est particulièrement efficace pour les cheveux secs et abîmés.
- **Protection et brillance** : Le miel retient l'humidité et apporte brillance et douceur aux cheveux, tout en les protégeant des agressions extérieures.
- **Renforcement et revitalisation** (avec les huiles essentielles) : Les huiles essentielles de romarin et de menthe poivrée stimulent le cuir chevelu et renforcent l'action du masque, aidant à prévenir la chute des cheveux et à accélérer leur repousse.

Ce Masque à l'avocat et à l'huile de ricin est une solution naturelle puissante pour stimuler la pousse des cheveux, tout en les nourrissant et en les renforçant. Utilisé régulièrement, il rend les cheveux plus forts, plus longs et en meilleure santé.

Recette N° 9 : Masque à l'œuf et au cognac

Voici la recette détaillée du Masque à l'œuf et au cognac, une recette traditionnelle de France pour stimuler la pousse des cheveux :

Ingrédients :

- **1 œuf entier** (riche en protéines et vitamines)
- **2 cuillères à soupe de cognac** (ou tout autre alcool de qualité)
- **1 cuillère à soupe d'huile d'olive** (pour nourrir et hydrater)
- **Quelques gouttes d'huile essentielle de romarin** (facultatif, pour renforcer la stimulation de la pousse)

Préparation :

1. **Bats l'œuf :** dans un bol, casse **1 œuf entier** (blanc et jaune) et bats-le jusqu'à obtenir une consistance homogène. L'œuf est un ingrédient de choix pour renforcer les cheveux grâce à sa teneur élevée en protéines, vitamines et minéraux.
2. **Ajoute le cognac :** incorpore **2 cuillères à soupe de cognac** dans l'œuf battu. Le cognac, grâce à sa teneur en alcool, stimule la circulation sanguine au niveau du cuir chevelu, ce qui aide à activer la pousse des cheveux.
3. **Ajoute l'huile d'olive :** ajoute **1 cuillère à soupe d'huile d'olive** au mélange. L'huile d'olive est riche en antioxydants et en acides gras, elle hydrate et nourrit la fibre capillaire en profondeur, ce qui est essentiel pour une croissance saine des cheveux.
4. **Ajoute l'huile essentielle (facultatif) :** si tu veux augmenter encore l'effet stimulant, ajoute **3 à 4 gouttes d'huile essentielle de romarin**. Cette huile est reconnue pour ses bienfaits sur la circulation sanguine et la stimulation des follicules pileux.

Application :

1. **Applique généreusement le masque sur ton cuir chevelu** en massant doucement pendant **5 à 10 minutes** pour stimuler la circulation sanguine. Ensuite, étale le mélange sur les longueurs de tes cheveux, surtout si tes pointes sont sèches ou abîmées.
2. **Laisse poser :** couvre tes cheveux avec un bonnet de douche ou une serviette et laisse le masque poser pendant **20 à 30 minutes**. Ce temps permet à l'œuf et au cognac d'agir sur le cuir chevelu et les follicules pileux, tout en nourrissant les cheveux en profondeur.
3. **Rince et lave** : rince abondamment à l'eau tiède (mais pas trop chaude pour éviter de "cuire" l'œuf), puis fais un shampoing doux pour éliminer tout résidu du masque. Un deuxième shampoing peut être nécessaire pour bien enlever l'odeur d'alcool et d'œuf.

Fréquence :

Ce masque peut être utilisé **une fois par semaine** pour stimuler la pousse des cheveux et renforcer leur vitalité. Pour des résultats plus rapides, il est possible de l'appliquer jusqu'à deux fois par semaine.

Bienfaits du masque à l'œuf et au cognac :

- **Stimulation de la pousse :** Le cognac, grâce à son effet vasodilatateur, stimule la circulation sanguine dans le cuir chevelu, ce qui favorise l'apport de nutriments aux follicules pileux et accélère la pousse des cheveux.
- **Renforcement capillaire** : L'œuf est une source riche en protéines, essentielles pour réparer et renforcer les cheveux cassants et fragilisés. Il aide à nourrir la fibre capillaire et à rendre les cheveux plus résistants.
- **Hydratation et brillance** : L'huile d'olive hydrate et protège les cheveux, leur donnant douceur et brillance. Cela aide à prévenir la casse et à maintenir des cheveux en bonne santé.

- **Action revitalisante** (avec l'huile essentielle) : L'huile essentielle de romarin, si ajoutée, améliore encore la stimulation des follicules et aide à revitaliser le cuir chevelu.

Ce **Masque à l'œuf et au cognac** est une solution naturelle et efficace pour stimuler la pousse des cheveux, tout en les renforçant et en leur apportant brillance et vitalité. Utilisé régulièrement, il aide à fortifier les cheveux tout en activant leur croissance pour une chevelure plus forte et en pleine santé.

Recette N° 10 : Masque à la banane et au miel

Voici la recette détaillée du Masque à la banane et au miel, une recette traditionnelle d'Asie du Sud-Est pour stimuler la pousse des cheveux :

Ingrédients :

- **1 banane bien mûre**
- **2 cuillères à soupe de miel** (de préférence bio)
- **1 cuillère à soupe d'huile de coco** (facultatif, pour nourrir et hydrater)
- **Quelques gouttes d'huile essentielle de romarin ou de lavande** (facultatif, pour stimuler la circulation sanguine et la pousse)

Préparation :

1. **Écrase la banane** : prends **1 banane bien mûre** et écrase-la à l'aide d'une fourchette ou d'un mixeur jusqu'à obtenir une purée lisse et sans morceaux. La banane est riche en potassium, en vitamines et en huiles naturelles qui aident à hydrater et nourrir les cheveux.

2. **Ajoute le miel** : incorpore **2 cuillères à soupe de miel** à la purée de banane. Le miel est un humectant naturel qui retient l'humidité, hydrate les cheveux en profondeur et stimule la pousse des cheveux en nourrissant les follicules pileux.

3. **Ajoute l'huile de coco (facultatif)** :
   - Si tu souhaites encore plus d'hydratation, ajoute **1 cuillère à soupe d'huile de coco**. L'huile de coco est riche en acides gras essentiels et pénètre profondément dans la fibre capillaire, nourrissant et renforçant les cheveux, tout en favorisant leur pousse.

4. **Ajoute l'huile essentielle (facultatif)** : Pour un effet stimulant supplémentaire, ajoute **3 à 4 gouttes d'huile essentielle de romarin** ou de **lavande**. Ces huiles essentielles sont connues pour leurs propriétés stimulantes sur la circulation sanguine au niveau du cuir chevelu, ce qui aide à favoriser la pousse des cheveux.

Application :

1. **Applique généreusement le masque sur ton cuir chevelu**, en massant doucement pendant **5 à 10 minutes** pour stimuler la circulation sanguine et favoriser l'absorption des nutriments. Étale ensuite le mélange sur les longueurs et les pointes pour nourrir et hydrater en profondeur.

2. **Laisse poser** : couvre tes cheveux avec un bonnet de douche ou une serviette chaude et laisse poser pendant **30 à 45 minutes**. Pendant ce temps, la banane et le miel nourriront les cheveux, tandis que l'huile de coco (si utilisée) les hydratera en profondeur.

3. **Rince et lave** : rince abondamment à l'eau tiède pour éliminer tout le masque. Fais un shampoing doux pour retirer tous les résidus du masque, en particulier ceux de la banane.

Fréquence :

Utilise ce masque **une fois par semaine** pour stimuler la pousse des cheveux. Si tu souhaites obtenir des résultats plus rapides, applique ce masque deux fois par semaine, selon la sensibilité de ton cuir chevelu.

Bienfaits du masque à la banane et au miel

- **Stimulation de la pousse** : La banane est riche en vitamines A, B, C et E, ainsi qu'en minéraux comme le potassium, qui nourrissent les cheveux et favorisent leur croissance.
- **Hydratation et brillance** : Le miel est un excellent hydratant naturel qui retient l'humidité dans les cheveux, leur apportant douceur, brillance et souplesse.
- **Nourrissant et protecteur** (avec l'huile de coco) : L'huile de coco nourrit les cheveux en profondeur, les renforce et les protège contre la casse et les agressions extérieures.
- **Action revitalisante** (avec l'huile essentielle) : Les huiles essentielles de romarin ou de lavande améliorent la circulation sanguine au niveau du cuir chevelu, stimulant ainsi la croissance des cheveux tout en apaisant et en parfumant délicatement.

Ce **Masque à la banane et au miel** est une solution naturelle et efficace pour stimuler la pousse des cheveux, tout en les hydratant et en les nourrissant profondément. Utilisé régulièrement, il aide à renforcer les cheveux, à favoriser leur croissance et à leur donner un éclat naturel.

Recette N° 11 : Infusion d'ortie pour renforcer les cheveux et lutter contre la chute

Voici la recette détaillée de l'Infusion d'ortie, une recette traditionnelle d'Europe pour renforcer les cheveux et lutter contre la chute :

Ingrédients :

- **1 poignée de feuilles d'ortie fraîches** (ou 2 à 3 cuillères à soupe de feuilles séchées)
- **500 ml d'eau**
- **1 à 2 cuillères à soupe de vinaigre de cidre** (facultatif, pour renforcer les bienfaits)
- **Quelques gouttes d'huile essentielle de romarin ou de lavande** (facultatif, pour stimuler encore plus la circulation sanguine)

Préparation :

1. **Fais bouillir 500 ml d'eau** dans une casserole.
2. **Ajoute les feuilles d'ortie :** lorsque l'eau bout, retire-la du feu et ajoute **une poignée de feuilles d'ortie fraîches** (ou **2 à 3 cuillères à soupe de feuilles d'ortie séchées**). Les orties sont riches en vitamines A, C, K, et en minéraux comme le fer, qui sont essentiels pour renforcer les cheveux et réduire leur chute.
3. **Laisse infuser :** couvre la casserole et laisse infuser les feuilles d'ortie pendant **15 à 20 minutes**. Cela permet à toutes les propriétés fortifiantes et revitalisantes des feuilles d'ortie de se libérer dans l'eau.
4. **Filtre l'infusion** pour enlever les feuilles d'ortie. Verse le liquide dans un bol ou une bouteille propre.
5. **Ajoute le vinaigre de cidre (facultatif) :** si tu veux renforcer les effets de l'infusion, ajoute **1 à 2 cuillères à soupe de vinaigre de cidre**. Le vinaigre de cidre aide à équilibrer le pH du cuir chevelu et favorise la brillance des cheveux.

6. **Ajoute les huiles essentielles (facultatif)** : pour un effet encore plus stimulant, ajoute **3 à 4 gouttes d'huile essentielle de romarin** ou de **lavande**. Ces huiles essentielles aident à améliorer la circulation sanguine au niveau du cuir chevelu et à stimuler la croissance des cheveux.

Application :

1. **Applique l'infusion sur le cuir chevelu** : Une fois l'infusion refroidie à température ambiante, verse-la lentement sur ton cuir chevelu et tes cheveux, après avoir fait ton shampoing habituel. Assure-toi que l'infusion pénètre bien dans tout le cuir chevelu en massant doucement avec tes doigts pendant **2 à 5 minutes**.
2. **Laisse agir** : Tu peux soit laisser l'infusion sécher naturellement sur tes cheveux sans rinçage (elle ne laisse pas d'odeur forte), soit la rincer à l'eau tiède après **20 à 30 minutes**. Si tu choisis de ne pas la rincer, elle agira encore plus longtemps pour renforcer les cheveux et réduire leur chute.

Fréquence :

Utilise cette infusion **2 à 3 fois par semaine** pour renforcer les cheveux et lutter contre leur chute. Une utilisation régulière aide à améliorer la santé globale de ton cuir chevelu et à favoriser une meilleure croissance des cheveux.

Bienfaits de l'infusion d'ortie

- **Renforcement des cheveux** : L'ortie est riche en silice et en soufre, deux minéraux essentiels qui renforcent les cheveux et préviennent leur casse.
- **Réduction de la chute des cheveux** : Grâce à ses vitamines et minéraux (fer, magnésium, zinc), l'ortie nourrit les follicules pileux, réduisant ainsi la chute excessive des cheveux.
- **Stimulation de la pousse** : L'ortie stimule la circulation sanguine au niveau du cuir chevelu, ce qui permet une meilleure

alimentation des racines des cheveux et favorise une croissance plus rapide.

- **Équilibre le cuir chevelu :** Si tu ajoutes du vinaigre de cidre, il aide à équilibrer le pH du cuir chevelu, éliminant l'excès de sébum tout en apportant brillance et douceur aux cheveux.
- **Propriétés apaisantes (avec les huiles essentielles) :** Les huiles essentielles de romarin ou de lavande, si ajoutées, calment les irritations et améliorent la santé générale du cuir chevelu tout en stimulant la pousse.

Cette Infusion d'ortie est une méthode simple et naturelle pour fortifier les cheveux et prévenir leur chute. Utilisée régulièrement, elle renforce les racines, améliore la texture des cheveux et leur apporte brillance et vitalité.

Recette N° 12 : Masque à l'argile verte et au romarin

Voici la recette détaillée du Masque à l'argile verte et au romarin, une recette traditionnelle d'Afrique du Nord pour renforcer les cheveux et lutter contre la chute :

Ingrédients :

- **3 à 4 cuillères à soupe d'argile verte** (de préférence en poudre)
- **1 cuillère à soupe d'huile essentielle de romarin** (ou une infusion de romarin)
- **2 cuillères à soupe d'huile d'olive** (ou d'huile d'argan pour plus de nutrition)
- **Eau tiède** (quantité nécessaire pour ajuster la consistance)
- **1 cuillère à soupe de miel** (facultatif, pour ajouter de l'hydratation)

Préparation :

1. **Mélange l'argile verte avec l'eau tiède :** dans un bol, mélange **3 à 4 cuillères à soupe d'argile verte** avec suffisamment d'**eau tiède** pour obtenir une pâte épaisse, mais souple. L'argile verte est riche en minéraux qui nettoient en profondeur et équilibrent le cuir chevelu, tout en fortifiant les cheveux.
2. **Ajoute l'huile d'olive :** ajoute **2 cuillères à soupe d'huile d'olive** à la pâte d'argile verte. L'huile d'olive nourrit en profondeur et protège les cheveux contre la casse, tout en les hydratant et en leur apportant de la brillance. Si tu préfères, tu peux aussi utiliser de l'**huile d'argan** pour une nutrition encore plus riche.
3. **Ajoute l'huile essentielle de romarin :** incorpore **1 cuillère à soupe d'huile essentielle de romarin**. Le romarin est connu pour stimuler la circulation sanguine dans le cuir chevelu, favorisant ainsi la pousse des cheveux et réduisant leur chute. Si tu n'as pas d'huile essentielle, tu peux préparer une infusion concentrée de romarin et l'ajouter à la place de l'eau tiède.
4. **Ajoute le miel (facultatif) :** si tu veux apporter plus d'hydratation, ajoute **1 cuillère à soupe de miel** au mélange. Le miel agit comme un humectant naturel, attirant l'humidité et aidant à hydrater les cheveux tout en renforçant la fibre capillaire.

Application :

1. **Applique le masque sur ton cuir chevelu** en massant doucement pendant **5 à 10 minutes** pour stimuler la circulation sanguine et favoriser l'absorption des nutriments. Étale ensuite le reste du masque sur les longueurs de tes cheveux, surtout si elles sont abîmées ou cassantes.
2. **Laisse poser :** couvre tes cheveux avec un bonnet de douche ou une serviette chaude et laisse poser pendant **30 à 45 minutes**. Le masque va absorber les impuretés, renforcer les racines, et stimuler la croissance des cheveux.
3. **Rince abondamment** à l'eau tiède, puis fais un shampoing doux pour éliminer tout résidu du masque. Assure-toi de bien rincer, car l'argile peut être un peu difficile à enlever.

Fréquence :

Utilise ce masque **une fois par semaine** pour renforcer les cheveux et prévenir leur chute. Si tu souhaites des résultats plus rapides ou si tu souffres d'une chute excessive de cheveux, tu peux l'appliquer jusqu'à deux fois par semaine.

Bienfaits du masque à l'argile verte et au romarin

- **Renforcement des cheveux :** L'argile verte est riche en minéraux comme le fer, le calcium et le magnésium, qui fortifient les racines des cheveux et réduisent leur chute.
- **Stimulation de la circulation sanguine :** L'huile essentielle de romarin est reconnue pour stimuler la circulation sanguine dans le cuir chevelu, ce qui favorise la pousse des cheveux et renforce les follicules pileux.
- **Nettoyage en profondeur :** l'argile verte absorbe l'excès de sébum et les impuretés, purifiant le cuir chevelu et aidant à rétablir l'équilibre naturel, ce qui est essentiel pour des cheveux sains.
- **Hydratation et protection** (avec l'huile d'olive et le miel) : L'huile d'olive et le miel aident à nourrir et hydrater en profondeur, ce qui prévient la casse et renforce les cheveux.

Ce Masque à l'argile verte et au romarin est un soin naturel efficace pour purifier le cuir chevelu, stimuler la pousse des cheveux et les renforcer contre la chute. Utilisé régulièrement, il aide à restaurer la santé des cheveux, leur redonne force et vitalité, tout en prévenant la casse et la chute excessive.

Recette N° 13 : Masque à l'huile de nigelle

Voici la recette détaillée du Masque à l'huile de nigelle, une recette traditionnelle du Moyen-Orient pour renforcer les cheveux et lutter contre la chute :

Ingrédients :

- **2 à 3 cuillères à soupe d'huile de nigelle** (également connue sous le nom d'huile de cumin noir)
- **1 cuillère à soupe d'huile d'olive** (ou d'huile de coco pour plus d'hydratation)
- **1 jaune d'œuf** (riche en protéines pour renforcer les cheveux)
- **Quelques gouttes d'huile essentielle de romarin ou de menthe poivrée** (facultatif, pour stimuler la circulation sanguine et la pousse des cheveux)

Préparation :

1. **Mélange l'huile de nigelle et l'huile d'olive :** dans un bol, mélange **2 à 3 cuillères à soupe d'huile de nigelle** avec **1 cuillère à soupe d'huile d'olive**. L'huile de nigelle est réputée pour ses propriétés fortifiantes et anti-chute, tandis que l'huile d'olive hydrate et nourrit en profondeur les cheveux.
2. **Ajoute 1 jaune d'œuf** au mélange d'huiles. Le jaune d'œuf est riche en protéines, en vitamines et en acides gras, essentiels pour renforcer les cheveux, les rendre plus brillants et prévenir la casse.
3. **Ajoute les huiles essentielles (facultatif) :** si tu veux stimuler davantage la circulation sanguine dans le cuir chevelu, ajoute **3 à 4 gouttes d'huile essentielle de romarin** ou de **menthe poivrée**. Ces huiles essentielles favorisent la pousse des cheveux et apportent un effet rafraîchissant.

Application :

1. **Applique généreusement le masque sur ton cuir chevelu**, en massant doucement pendant **5 à 10 minutes** pour bien faire pénétrer l'huile et stimuler la circulation sanguine. Étale ensuite le mélange sur les longueurs de tes cheveux, en insistant sur les pointes si elles sont sèches ou abîmées.

2. **Laisse poser** : couvre tes cheveux avec un bonnet de douche ou une serviette chaude et laisse poser le masque pendant **30 à 45 minutes**. Pendant ce temps, l'huile de nigelle et les autres ingrédients nourriront et fortifieront tes cheveux en profondeur.
3. **Rince abondamment à l'eau tiède** pour éliminer tout résidu d'huile et d'œuf. Ensuite, fais un shampoing doux pour bien nettoyer tes cheveux. Il est possible qu'un deuxième shampoing soit nécessaire pour enlever tous les résidus d'huile.

Fréquence :

Utilise ce masque **une fois par semaine** pour renforcer tes cheveux et prévenir la chute. Pour les cas de chute sévère, tu peux l'appliquer deux fois par semaine, en surveillant la réaction de ton cuir chevelu.

Bienfaits du masque à l'huile de nigelle

- **Renforcement des cheveux** : L'huile de nigelle est riche en acides gras essentiels et en antioxydants qui renforcent les follicules pileux, empêchant ainsi la chute des cheveux et favorisant leur croissance.
- **Hydratation et brillance** : L'huile d'olive et le jaune d'œuf apportent une hydratation en profondeur, tout en renforçant la fibre capillaire, rendant les cheveux plus forts, plus doux et plus brillants.
- **Stimulation de la circulation sanguine** (avec les huiles essentielles) : Les huiles essentielles de romarin ou de menthe poivrée aident à stimuler la circulation sanguine au niveau du cuir chevelu, favorisant ainsi une meilleure pousse des cheveux.
- **Action revitalisante et anti-inflammatoire** : L'huile de nigelle possède des propriétés anti-inflammatoires et antifongiques qui apaisent les cuirs chevelus irrités, tout en luttant contre les infections qui peuvent ralentir la croissance des cheveux.

Ce Masque à l'huile de nigelle est une solution naturelle puissante pour renforcer les cheveux et lutter contre leur chute. Utilisé régulièrement, il favorise une croissance saine, hydrate en profondeur, et redonne force et éclat à la chevelure, tout en prévenant la casse et la chute excessive.

Recette N° 14 : Masque au henné neutre

Voici la recette détaillée du Masque au henné neutre, une recette traditionnelle d'Inde pour renforcer les cheveux et lutter contre la chute :

Ingrédients :

- **3 à 4 cuillères à soupe de henné neutre** (poudre de cassia obovata, sans effet colorant)
- **1 cuillère à soupe d'huile de coco** (ou d'huile d'olive pour nourrir les cheveux)
- **1 cuillère à soupe de miel** (pour hydrater et adoucir)
- **Eau tiède ou infusion de plantes (thé vert, romarin, ortie, etc.)** pour ajuster la consistance
- **Quelques gouttes d'huile essentielle de romarin ou de lavande** (facultatif, pour stimuler la circulation sanguine et la pousse)

Préparation :

1. **Mélange le henné avec l'eau tiède ou une infusion** : dans un bol, mets **3 à 4 cuillères à soupe de henné neutre**. Ajoute progressivement de l'**eau tiède** ou une infusion de plantes (comme le thé vert ou une infusion de romarin ou d'ortie) jusqu'à obtenir une pâte épaisse mais souple, sans grumeaux. Le henné neutre renforce les cheveux, leur donne du volume et lutte contre la chute sans les colorer.
2. **Ajoute 1 cuillère à soupe d'huile de coco** (ou d'huile d'olive) au mélange. L'huile de coco pénètre profondément dans la fibre capillaire, nourrissant et protégeant les cheveux tout en les rendant plus résistants à la casse.

3. **Ajoute 1 cuillère à soupe de miel** au mélange. Le miel est un humectant naturel qui retient l'humidité dans les cheveux, les hydrate et les adoucit.
4. **Ajoute les huiles essentielles (facultatif)** : si tu veux stimuler la circulation sanguine et renforcer l'effet du masque, ajoute **3 à 4 gouttes d'huile essentielle de romarin** ou de **lavande**. Ces huiles essentielles favorisent la pousse des cheveux et apaisent le cuir chevelu.

Application :

1. **Applique le masque sur le cuir chevelu et les cheveux** en massant doucement pendant **5 à 10 minutes** pour stimuler la circulation sanguine et faire pénétrer les ingrédients. Ensuite, étale le reste du masque sur les longueurs de tes cheveux, en insistant sur les pointes si elles sont sèches ou abîmées.
2. **Laisse poser** : couvre tes cheveux avec un bonnet de douche ou une serviette chaude et laisse poser pendant **1 heure**. Le henné neutre va fortifier la fibre capillaire, tandis que les autres ingrédients vont nourrir et hydrater en profondeur.
3. **Rince et lave** : rince abondamment à l'eau tiède pour éliminer tout le masque, puis fais un shampoing doux pour bien nettoyer tes cheveux. Le henné peut être un peu difficile à rincer, donc assure-toi de bien rincer jusqu'à ce que l'eau soit claire.

Fréquence :

Utilise ce masque **une fois par semaine** pour renforcer les cheveux et prévenir la chute. Si tu as une chute de cheveux importante, tu peux l'appliquer deux fois par semaine, en surveillant la réaction de ton cuir chevelu.

Bienfaits du masque au henné neutre

- **Renforcement des cheveux** : Le henné neutre renforce la fibre capillaire et aide à prévenir la casse, ce qui est idéal pour les cheveux fins, cassants ou abîmés.
- **Réduction de la chute des cheveux** : Le henné agit comme un tonique naturel pour les cheveux, renforçant les racines et aidant à réduire la chute.
- **Hydratation et brillance** : L'huile de coco et le miel nourrissent et hydratent les cheveux, les rendant plus doux, plus brillants et plus résistants aux agressions extérieures.
- **Stimulation de la pousse (avec les huiles essentielles)** : Les huiles essentielles de romarin ou de lavande améliorent la circulation sanguine au niveau du cuir chevelu, favorisant ainsi la pousse des cheveux tout en apaisant les irritations éventuelles.

Ce Masque au henné neutre est un excellent soin naturel pour renforcer les cheveux, prévenir la chute et les rendre plus épais et volumineux. Utilisé régulièrement, il renforce les racines, nourrit en profondeur et donne aux cheveux une belle texture, tout en les rendant plus résistants.

Recette N° 15 : Masque à la bière

Voici la recette détaillée du Masque à la bière, une recette traditionnelle d'Europe pour renforcer les cheveux et lutter contre la chute :

Ingrédients :

- **100 ml de bière non alcoolisée** (ou bière plate, pour éviter que l'alcool ne dessèche les cheveux)
- **1 jaune d'œuf** (riche en protéines pour renforcer les cheveux)
- **1 cuillère à soupe d'huile d'olive** (ou d'huile de coco pour nourrir et hydrater en profondeur)
- **Quelques gouttes d'huile essentielle de romarin ou de lavande** (facultatif, pour stimuler la circulation sanguine et la pousse)

Préparation :

1. **Verse 100 ml de bière non alcoolisée** dans un bol. Si tu utilises une bière classique, laisse-la s'aérer quelques heures à l'avance pour que l'alcool s'évapore. La bière est riche en vitamines B, minéraux et protéines, ce qui aide à renforcer les cheveux, les rendre plus brillants et stimuler leur croissance.
2. **Ajoute 1 jaune d'œuf** à la bière. Le jaune d'œuf est riche en protéines et en nutriments essentiels qui renforcent la fibre capillaire, nourrissent les racines et préviennent la casse.
3. **Ajoute 1 cuillère à soupe d'huile d'olive** au mélange. L'huile d'olive hydrate en profondeur, nourrit les cheveux secs et aide à prévenir leur chute. Tu peux aussi utiliser de l'huile de coco pour un effet similaire.
4. **Ajoute les huiles essentielles (facultatif)** : si tu souhaites stimuler davantage la pousse des cheveux, ajoute **3 à 4 gouttes d'huile essentielle de romarin** ou de **lavande**. Ces huiles essentielles améliorent la circulation sanguine au niveau du cuir chevelu et favorisent la pousse des cheveux.

Application :

1. **Applique généreusement le masque sur ton cuir chevelu**, en massant doucement pendant **5 à 10 minutes** pour bien faire pénétrer le mélange et stimuler la circulation sanguine. Étales ensuite le masque sur toute la longueur de tes cheveux, des racines jusqu'aux pointes.
2. **Laisse poser :** couvre tes cheveux avec un bonnet de douche ou une serviette chaude et laisse poser le masque durant **30 à 45 minutes**. La bière et le jaune d'œuf vont nourrir et fortifier les cheveux en profondeur, tandis que l'huile d'olive va hydrater et prévenir la casse.
3. **Rince abondamment à l'eau tiède,** puis fais un shampoing doux pour éliminer tous les résidus du masque. Assure-toi de bien rincer, surtout à cause de l'œuf et de la bière.

Fréquence :

Utilise ce masque **une fois par semaine** pour renforcer les cheveux et réduire leur chute. Si tu souffres d'une chute importante, tu peux l'appliquer deux fois par semaine.

Bienfaits du masque à la bière

- **Renforcement des cheveux :** La bière est riche en protéines et en vitamines du groupe B, ce qui renforce les follicules pileux et aide à prévenir la chute des cheveux.
- **Stimulation de la pousse :** Grâce aux protéines de l'œuf et aux minéraux contenus dans la bière, ce masque favorise une croissance saine et rapide des cheveux.
- **Hydratation et brillance :** L'huile d'olive hydrate en profondeur les cheveux secs, leur redonne de la brillance et les rend plus souples.
- **Revitalisation et protection** (avec les huiles essentielles) : Les huiles essentielles de romarin ou de lavande stimulent la circulation sanguine au niveau du cuir chevelu et aident à revitaliser les cheveux fatigués, tout en favorisant leur croissance.

Ce **Masque à la bière** est une solution naturelle et efficace pour fortifier les cheveux, leur apporter brillance et volume, tout en réduisant la chute. Utilisé régulièrement, il renforce la fibre capillaire, stimule la croissance et rend les cheveux plus épais et en meilleure santé.

Recette N° 16 : Bain d'huile à l'huile de coco et à l'huile essentielle de romarin pour un soin complet

Voici la recette du Bain d'huile à l'huile de coco et à l'huile essentielle de romarin, un soin capillaire universel pour nourrir, hydrater et renforcer les cheveux :

Ingrédients :

- **3 à 4 cuillères à soupe d'huile de coco** (de préférence bio et vierge)
- **5 à 6 gouttes d'huile essentielle de romarin** (pour stimuler la circulation et la pousse)
- **1 cuillère à soupe d'huile d'olive** (facultatif, pour un effet hydratant et nourrissant supplémentaire)
- **1 serviette chaude** ou un bonnet de douche (pour faciliter la pénétration des huiles)

Préparation :

1. **Chauffe l'huile de coco** : dans un petit bol, fais fondre **3 à 4 cuillères à soupe d'huile de coco** si elle est solide (l'huile de coco se solidifie à température ambiante). Fais-le doucement au bain-marie ou au micro-ondes pendant quelques secondes. L'huile de coco est riche en acides gras essentiels qui pénètrent profondément dans la fibre capillaire pour nourrir et hydrater les cheveux.
2. **Ajoute 5 à 6 gouttes d'huile essentielle de romarin** dans l'huile de coco fondue. Le romarin est réputé pour stimuler la circulation sanguine dans le cuir chevelu, favoriser la pousse des cheveux et prévenir leur chute.
3. **Ajoute l'huile d'olive (facultatif)** : pour un soin encore plus riche, tu peux ajouter **1 cuillère à soupe d'huile d'olive**. L'huile d'olive est excellente pour hydrater en profondeur et nourrir les cheveux, les rendant plus souples et brillants.
4. **Mélange bien** les huiles pour obtenir une texture uniforme et homogène.

Application :

1. **Applique généreusement** le bain d'huile sur ton cuir chevelu en massant doucement avec le bout des doigts pendant 5 à 10 minutes. Le massage aide à stimuler la circulation sanguine et à

favoriser l'absorption des nutriments. Ensuite, applique le mélange sur les longueurs et les pointes de tes cheveux, en insistant particulièrement sur les zones sèches ou abîmées.

2. **Couvre tes cheveux avec une serviette chaude** (ou un bonnet de douche) pour emprisonner la chaleur et permettre aux huiles de mieux pénétrer dans la fibre capillaire. Laisse poser pendant **30 minutes à 1 heure**. Si tes cheveux sont très secs ou abîmés, tu peux laisser poser le bain d'huile toute la nuit.

3. **Rince abondamment à l'eau tiède,** puis fais un ou deux shampoings doux pour enlever tout excès d'huile. Assure-toi de bien rincer pour que tes cheveux ne restent pas gras après le soin.

Fréquence :

Utilise ce bain d'huile **une fois par semaine** pour des cheveux normaux à secs. Si tes cheveux sont particulièrement abîmés ou très secs, tu peux l'appliquer **deux fois par semaine** pour un soin intensif.

Bienfaits du bain d'huile à l'huile de coco et à l'huile essentielle de romarin

- **Nourrissement en profondeur :** L'huile de coco pénètre profondément dans la fibre capillaire pour nourrir les cheveux de l'intérieur et prévenir la casse. Elle hydrate également le cuir chevelu, prévenant ainsi les démangeaisons et les pellicules.
- **Stimulation de la pousse des cheveux :** L'huile essentielle de romarin stimule la circulation sanguine dans le cuir chevelu, ce qui favorise la croissance des cheveux et prévient leur chute.
- **Hydratation et brillance :** L'huile d'olive, riche en antioxydants et en acides gras, apporte une hydratation supplémentaire et aide à maintenir la brillance et la souplesse des cheveux.
- **Réparation des cheveux abîmés** : Ce soin est parfait pour réparer les cheveux fragiles, secs et abîmés, leur redonnant force, vitalité et douceur.

Ce Bain d'huile à l'huile de coco et à l'huile essentielle de romarin est un soin complet qui hydrate, nourrit et renforce les cheveux tout en stimulant la pousse. Utilisé régulièrement, il aide à réparer les cheveux secs et abîmés, tout en leur donnant de la brillance et en prévenant la chute.

Recette N° 17 : Masque à l'avocat, à l'œuf et à l'huile d'olive

Voici la recette détaillée du Masque à l'avocat, à l'œuf et à l'huile d'olive, une recette traditionnelle de Méditerranée pour un soin capillaire complet :

Ingrédients :

- **1 avocat mûr** (riche en acides gras essentiels pour nourrir les cheveux)
- **1 œuf** (pour apporter des protéines et renforcer les cheveux)
- **2 cuillères à soupe d'huile d'olive** (pour hydrater et apporter de la brillance)
- **1 cuillère à soupe de miel** (facultatif, pour ajouter une hydratation supplémentaire et adoucir les cheveux)

Préparation :

1. **Dans un bol, écrase 1 avocat mûr** à l'aide d'une fourchette jusqu'à obtenir une purée lisse sans grumeaux. L'avocat est riche en vitamines (A, B, E) et en acides gras qui nourrissent les cheveux en profondeur, leur redonnant douceur et brillance.
2. **Ajoute 1 œuf entier** à la purée d'avocat. L'œuf est une excellente source de protéines, qui aide à renforcer les cheveux et à prévenir la casse. Mélange bien l'œuf avec l'avocat jusqu'à ce que la texture soit homogène.
3. **Incorpore 2 cuillères à soupe d'huile d'olive** dans le mélange. L'huile d'olive est idéale pour hydrater en profondeur et protéger

les cheveux contre les agressions extérieures. Elle aide également à lisser les cheveux et à leur donner un éclat naturel.

4. **Ajoute le miel (facultatif)** : si tu veux une hydratation supplémentaire, ajoute **1 cuillère à soupe de miel**. Le miel est un humectant naturel qui retient l'humidité, adoucit les cheveux et leur apporte de la brillance.

Application :

1. **Applique** le masque sur tes cheveux humides, en commençant par le cuir chevelu et en massant doucement pendant **5 à 10 minutes** pour stimuler la circulation sanguine et nourrir les racines. Étale ensuite le mélange sur les longueurs et les pointes, en insistant sur les zones les plus sèches ou abîmées.
2. **Laisse poser** : couvre tes cheveux avec un bonnet de douche ou une serviette chaude et laisse poser le masque pendant **30 à 45 minutes**. Le temps de pose permet aux ingrédients de pénétrer en profondeur dans la fibre capillaire.
3. **Rince** abondamment à l'eau tiède, puis fais un shampoing doux pour éliminer tous les résidus d'œuf, d'avocat et d'huile. Assure-toi de bien rincer, car l'avocat peut laisser quelques morceaux dans les cheveux s'il n'est pas bien écrasé.

Fréquence :

Utilise ce masque **une fois par semaine** pour des cheveux secs ou abîmés, ou toutes les deux semaines si tes cheveux sont normaux mais que tu veux les garder en bonne santé.

Bienfaits du masque à l'avocat, à l'œuf et à l'huile d'olive

- **Nourrissement intense :** L'avocat et l'huile d'olive apportent une nutrition profonde, riche en acides gras et en vitamines, qui réparent les cheveux abîmés et les rendent plus souples.

- **Renforcement des cheveux** : L'œuf apporte des protéines qui renforcent la fibre capillaire, aidant à prévenir la casse et à rendre les cheveux plus résistants.
- **Hydratation et brillance** : L'huile d'olive hydrate en profondeur les cheveux secs, leur redonne de la brillance et les rend plus lisses.
- **Action adoucissante** (avec le miel) : Le miel, utilisé facultativement, ajoute une touche d'hydratation supplémentaire, laissant les cheveux doux, brillants et faciles à coiffer.

Ce **Masque à l'avocat, à l'œuf et à l'huile d'olive** est un soin capillaire complet qui nourrit, renforce et hydrate les cheveux en profondeur. Utilisé régulièrement, il aide à réparer les cheveux secs et abîmés, à prévenir la casse, tout en leur redonnant éclat, douceur et vitalité.

Recette N° 18 : Masque à la spiruline et à l'Aloe Vera

Voici la recette détaillée du Masque à la spiruline et à l'aloe vera, une recette traditionnelle d'Asie pour un soin capillaire complet :

Ingrédients :

- **1 cuillère à soupe de spiruline en poudre** (riche en protéines et en vitamines pour renforcer et nourrir les cheveux)
- **2 à 3 cuillères à soupe de gel d'aloe vera** (pour hydrater en profondeur et apaiser le cuir chevelu)
- **1 cuillère à soupe d'huile de coco** (ou d'huile d'olive, pour hydrater et protéger les cheveux)
- **Quelques gouttes d'huile essentielle de tea tree ou de lavande** (facultatif, pour stimuler le cuir chevelu et purifier)

Préparation :

1. **Mélange la spiruline et l'aloe vera** : dans un bol, mélange **1 cuillère à soupe de spiruline en poudre** avec **2 à 3 cuillères à**

soupe de gel d'aloe vera. La spiruline est une algue riche en protéines, fer, et vitamines qui renforce la fibre capillaire et revitalise les cheveux ternes. L'aloe vera, quant à lui, est un hydratant naturel qui adoucit et hydrate le cuir chevelu et les cheveux.

2. **Ajoute l'huile de coco :** ajoute **1 cuillère à soupe d'huile de coco** (ou d'huile d'olive) au mélange. L'huile de coco pénètre profondément dans la fibre capillaire, nourrissant les cheveux et les rendant plus souples et plus brillants. Elle aide aussi à réparer les cheveux abîmés.

3. **Ajoute l'huile essentielle (facultatif) :** pour un effet purifiant et stimulant, ajoute **3 à 4 gouttes d'huile essentielle de tea tree** ou de **lavande**. Ces huiles essentielles aident à apaiser les irritations du cuir chevelu et à stimuler la pousse des cheveux.

Application :

1. **Applique** le masque sur ton cuir chevelu en massant doucement avec les doigts pendant **5 à 10 minutes**. Ce massage stimule la circulation sanguine et favorise l'absorption des nutriments. Ensuite, étale le reste du masque sur toute la longueur de tes cheveux, en insistant sur les pointes si elles sont sèches ou abîmées.

2. **Laisse poser :** couvre tes cheveux avec un bonnet de douche ou une serviette chaude et laisse poser le masque pendant **30 minutes à 1 heure**. Ce temps de pose permet à la spiruline et à l'aloe vera de pénétrer profondément dans les cheveux et le cuir chevelu pour un effet revitalisant.

3. **Rince** abondamment à l'eau tiède pour éliminer tous les résidus de spiruline, puis fais un shampoing doux pour bien nettoyer tes cheveux. Assure-toi de bien rincer car la spiruline peut laisser des traces si elle n'est pas bien éliminée.

Fréquence :

Utilise ce masque **une fois par semaine** pour des cheveux normaux à secs. Si tes cheveux sont particulièrement abîmés ou que tu cherches à les revitaliser intensément, tu peux l'utiliser **deux fois par semaine**.

Bienfaits du masque à la spiruline et à l'aloe vera :

- **Renforcement et revitalisation :** La spiruline est une source incroyable de protéines, de fer et de vitamines B, qui renforcent la fibre capillaire et favorisent une croissance saine des cheveux.
- **Hydratation intense :** Le gel d'aloe vera est un hydratant naturel qui apaise le cuir chevelu, réduit les démangeaisons, et hydrate en profondeur les cheveux secs, leur redonnant souplesse et douceur.
- **Réparation et protection :** L'huile de coco aide à réparer les cheveux abîmés et à prévenir la casse, tout en apportant une brillance naturelle. Elle protège également les cheveux contre les agressions extérieures.
- **Stimulation de la pousse et purification (avec les huiles essentielles)** : Les huiles essentielles de tea tree ou de lavande aident à purifier le cuir chevelu, à stimuler la circulation sanguine et à favoriser une croissance plus rapide des cheveux tout en apaisant les irritations.

Ce **Masque à la spiruline et à l'aloe vera** est un soin complet, idéal pour nourrir, revitaliser et hydrater les cheveux en profondeur. Utilisé régulièrement, il renforce la fibre capillaire, améliore la texture des cheveux, et leur redonne éclat et vitalité, tout en favorisant une croissance plus saine et plus rapide.

Recette N° 19 : Masque à la poudre d'amla et à l'huile de sésame

Voici la recette détaillée du Masque à la poudre d'amla et à l'huile de sésame, une recette traditionnelle d'Inde pour un soin capillaire complet :

Ingrédients :

- **2 cuillères à soupe de poudre d'amla** (riche en vitamine C pour fortifier les cheveux et favoriser la pousse)
- **2 à 3 cuillères à soupe d'huile de sésame** (pour nourrir, hydrater et renforcer les cheveux)
- **1 cuillère à soupe de yaourt nature** (pour hydrater et adoucir les cheveux)
- **Quelques gouttes d'huile essentielle de romarin ou de lavande** (facultatif, pour stimuler la circulation sanguine et apaiser le cuir chevelu)

Préparation :

1. **Mélange la poudre d'amla et le yaourt** : dans un bol, mélange **2 cuillères à soupe de poudre d'amla** avec **1 cuillère à soupe de yaourt nature**. L'amla (groseille indienne) est un ingrédient traditionnel utilisé en Inde pour renforcer les racines, prévenir la chute des cheveux, et améliorer leur brillance. Le yaourt hydrate et adoucit les cheveux, tout en apportant des protéines.
2. **Ajoute l'huile de sésame** : Ajoute **2 à 3 cuillères à soupe d'huile de sésame** au mélange. L'huile de sésame est riche en acides gras essentiels et en antioxydants qui nourrissent en profondeur, réparent les cheveux abîmés et préviennent leur chute.
3. **Ajoute les huiles essentielles (facultatif)** : si tu veux stimuler la circulation et purifier le cuir chevelu, ajoute **3 à 4 gouttes d'huile essentielle de romarin** ou de **lavande**. Ces huiles essentielles apaisent le cuir chevelu et stimulent la pousse des cheveux.
4. **Mélange bien tous les ingrédients** jusqu'à obtenir une pâte lisse et homogène.

Application :

1. **Applique sur le cuir chevelu et les cheveux** : Applique généreusement le masque sur ton cuir chevelu, en massant

doucement pendant **5 à 10 minutes** pour stimuler la circulation sanguine et faire pénétrer les nutriments dans les racines. Ensuite, étale le masque sur les longueurs et les pointes de tes cheveux.

2. **Laisse poser** : Couvre tes cheveux avec un bonnet de douche ou une serviette chaude, puis laisse poser le masque pendant **30 à 45 minutes**. Le temps de pose permettra à la poudre d'amla et à l'huile de sésame de nourrir les cheveux et de revitaliser le cuir chevelu.

3. **Rince et lave** : Rince abondamment à l'eau tiède, puis fais un shampoing doux pour éliminer tous les résidus. Assure-toi de bien rincer, car la poudre d'amla peut laisser des traces si elle n'est pas bien éliminée.

Fréquence :

Utilise ce masque **une fois par semaine** pour des cheveux normaux à secs, ou deux fois par semaine si tes cheveux sont particulièrement abîmés ou sujets à la chute.

Bienfaits du masque à la poudre d'amla et à l'huile de sésame :

- **Renforcement des cheveux** : La poudre d'amla est riche en vitamine C, en antioxydants et en acides aminés qui aident à renforcer la fibre capillaire, favorisent la pousse et préviennent la chute des cheveux.
- **Hydratation et nutrition intense** : L'huile de sésame nourrit les cheveux en profondeur, les hydrate et les protège des agressions extérieures, les rendant plus souples et plus brillants.
- **Réparation et brillance** : Le yaourt, combiné à l'huile de sésame, hydrate et adoucit les cheveux, tout en leur apportant de la brillance naturelle et en réparant les cheveux abîmés.
- **Stimulation de la pousse (avec les huiles essentielles)** : Les huiles essentielles de romarin ou de lavande stimulent la

circulation sanguine dans le cuir chevelu, ce qui favorise la croissance des cheveux tout en apaisant les irritations.

Ce Masque à la poudre d'amla et à l'huile de sésame est un soin complet qui renforce les cheveux, stimule leur pousse et les rend plus forts et brillants. Utilisé régulièrement, il aide à prévenir la chute des cheveux, à réparer les cheveux abîmés, et à leur redonner de la vitalité et de l'éclat.

Recette N° 20 : Masque à la gelée de lin pour un soin complet

Voici la recette détaillée du Masque à la gelée de lin, une recette traditionnelle d'Europe pour un soin capillaire complet :

Ingrédients :

- **2 cuillères à soupe de graines de lin** (riches en oméga-3, vitamines, et minéraux pour nourrir et fortifier les cheveux)
- **1 tasse d'eau** (pour extraire la gelée de lin)
- **1 cuillère à soupe de miel** (pour hydrater et adoucir les cheveux)
- **1 cuillère à soupe d'huile d'olive** (ou d'huile de coco, pour nourrir en profondeur et protéger)
- **Quelques gouttes d'huile essentielle de lavande ou d'ylang-ylang** (facultatif, pour apaiser le cuir chevelu et ajouter de la brillance)

Préparation :

1. **Fais bouillir les graines de lin** : dans une petite casserole, mets **2 cuillères à soupe de graines de lin** et **1 tasse d'eau**. Fais bouillir à feu moyen pendant **5 à 10 minutes**, en remuant de temps en temps. Les graines de lin vont libérer un gel visqueux qui forme la base du masque.

2. **Filtre la gelée de lin** : une fois que la texture devient gélatineuse, retire la casserole du feu. Filtre immédiatement à l'aide d'une passoire fine ou d'un bas nylon pour récupérer la gelée et éliminer les graines. Laisse refroidir la gelée de lin pendant quelques minutes.

3. **Ajoute le miel** : incorpore **1 cuillère à soupe de miel** à la gelée de lin refroidie. Le miel est un hydratant naturel qui retient l'humidité dans les cheveux, les rendant plus doux et brillants.

4. **Ajoute l'huile d'olive** : ajoute **1 cuillère à soupe d'huile d'olive** au mélange. L'huile d'olive nourrit en profondeur et scelle l'hydratation, tout en protégeant les cheveux contre la sécheresse et les agressions extérieures. Tu peux aussi utiliser de l'huile de coco si tu préfères.

5. **Ajoute les huiles essentielles (facultatif)** : si tu veux apporter un effet apaisant et stimuler le cuir chevelu, ajoute **3 à 4 gouttes d'huile essentielle de lavande** ou d'**ylang-ylang**. Ces huiles essentielles aident à renforcer les cheveux, à apaiser le cuir chevelu et à ajouter de la brillance.

6. **Mélange soigneusement tous** les ingrédients jusqu'à obtenir une texture homogène.

Application :

1. **Applique la gelée de lin sur ton cuir chevelu** en massant doucement pendant **5 à 10 minutes** pour stimuler la circulation sanguine et nourrir les racines. Ensuite, répartis le reste de la gelée sur les longueurs et les pointes de tes cheveux, en veillant à bien les imprégner.

2. **Laisse poser** : couvre tes cheveux avec un bonnet de douche ou une serviette chaude et laisse poser le masque pendant **30 à 45 minutes**. Le temps de pose permet aux ingrédients de nourrir et hydrater en profondeur.

3. **Rince abondamment à l'eau tiède** pour éliminer tout le masque, puis fais un shampoing doux pour bien nettoyer tes cheveux.

Rince soigneusement pour éliminer tous les résidus de gelée de lin.

Fréquence :

Utilise ce masque **une fois par semaine** pour des cheveux normaux à secs, ou toutes les deux semaines pour des cheveux plus gras ou normaux.

Bienfaits du masque à la gelée de lin

- **Hydratation et souplesse** : La gelée de lin est riche en acides gras oméga-3 et en vitamines qui hydratent les cheveux en profondeur, leur redonnant souplesse et brillance.
- **Nourrissement en profondeur** : Le miel et l'huile d'olive nourrissent et protègent la fibre capillaire, en scellant l'hydratation et en prévenant la sécheresse et les pointes fourchues.
- **Stimulation de la pousse** : Les huiles essentielles comme la lavande ou l'ylang-ylang apaisent le cuir chevelu, stimulent la circulation sanguine et favorisent une croissance saine des cheveux.
- **Texture douce et légère** : Ce masque à la gelée de lin laisse les cheveux doux, légers, et faciles à coiffer, tout en améliorant leur élasticité et en réduisant les frisottis.

Ce **Masque à la gelée de lin** est un soin capillaire complet, idéal pour nourrir, hydrater et renforcer les cheveux. Utilisé régulièrement, il redonne souplesse, brillance et vitalité aux cheveux, tout en prévenant la casse et en favorisant une pousse saine.

Conseils supplémentaires

- Testez les recettes une par une pour identifier celles qui conviennent le mieux à votre type de cheveux.

- Adaptez les quantités en fonction de la longueur et de l'épaisseur de vos cheveux.
- Utilisez des ingrédients de qualité et de préférence biologiques.
- Effectuez un test d'allergie avant d'appliquer un nouveau produit sur votre cuir chevelu.
- N'hésitez pas à combiner ces recettes ou à les adapter en fonction de vos ingrédients préférés.

_________ Chapitre 3_________

5 recettes fait maison et naturelle contre les cheveux trop gras

Des solutions simples pour équilibrer ta production de sébum !

Voici 5 recettes maison et naturelles contre les cheveux trop gras, inspirées de traditions venant de différentes régions du monde :

- Masque au rhassoul et au jus de citron (Recette d'Afrique du Nord)
- Masque à l'aloe vera et à l'huile essentielle de tea tree (Recette d'Asie du Sud-Est)
- Rinçage au vinaigre de cidre et à la menthe poivrée (Recette d'Europe du Nord)
- Masque à la farine de pois chiches et au yaourt (Recette d'Inde)
- Masque à l'argile verte et à l'huile essentielle de lavande (Recette d'Europe de l'Ouest)

Ces recettes, venues de différentes régions du monde, sont idéales pour réguler la production de sébum, purifier le cuir chevelu et maintenir des cheveux frais et légers.

Recette N° 21 : Masque au rhassoul et au jus de citron

Voici la recette détaillée du Masque au rhassoul et au jus de citron, une recette traditionnelle d'Afrique du Nord, idéale pour lutter contre les cheveux trop gras.

Ingrédients :

- **2 cuillères à soupe de rhassoul (argile marocaine)** (pour absorber l'excès de sébum et purifier le cuir chevelu)
- **1 cuillère à soupe de jus de citron** (pour équilibrer le pH et réguler la production de sébum)
- **Eau tiède** (pour ajuster la consistance du masque)
- **Quelques gouttes d'huile essentielle de tea tree ou de lavande** (facultatif, pour ses propriétés purifiantes et apaisantes)

Préparation :

1. **Mélange le rhassoul et l'eau** : dans un bol, mets **2 cuillères à soupe de rhassoul**. Ajoute lentement de l'**eau tiède** en mélangeant jusqu'à obtenir une pâte lisse et homogène. Le rhassoul est une argile minérale riche en silice, magnésium et autres minéraux, idéale pour absorber le sébum et nettoyer les cheveux en profondeur sans les dessécher.
2. **Ajoute 1 cuillère à soupe de jus de citron** à la pâte. Le citron est un astringent naturel qui aide à réguler la production de sébum et à resserrer les pores du cuir chevelu, tout en apportant de la brillance aux cheveux.
3. **Ajoute les huiles essentielles (facultatif)** : si tu le souhaites, ajoute **3 à 4 gouttes d'huile essentielle de tea tree ou de lavande** pour un effet purifiant et apaisant. L'huile essentielle de tea tree est antibactérienne et aide à lutter contre les impuretés, tandis que la lavande calme le cuir chevelu irrité.

Application :

1. **Applique** généreusement la pâte de rhassoul et de citron sur ton cuir chevelu, en massant doucement pendant **5 à 10 minutes**. Répartis ensuite le masque sur tes longueurs si nécessaire, mais concentre-toi surtout sur le cuir chevelu gras.
2. **Laisse poser** : laisse poser le masque pendant **20 à 30 minutes**. Le rhassoul va absorber l'excès de sébum et purifier les racines, tandis que le citron va réguler la production de sébum.
3. **Rince et lave** : rince abondamment à l'eau tiède pour éliminer tous les résidus d'argile. Ensuite, fais un shampoing doux pour bien nettoyer tes cheveux et éliminer les derniers résidus de citron et d'argile.

Fréquence :

Utilise ce masque **une fois par semaine** pour réguler l'excès de sébum. Si tes cheveux sont très gras, tu peux l'appliquer deux fois par semaine jusqu'à ce que ton cuir chevelu soit équilibré.

Bienfaits du masque au rhassoul et au jus de citron

- **Régulation du sébum** : Le rhassoul absorbe l'excès de sébum sans agresser le cuir chevelu, tandis que le citron aide à réguler sa production et à resserrer les pores.
- **Purification du cuir chevelu** : Le rhassoul nettoie en profondeur, élimine les impuretés et laisse le cuir chevelu frais, léger et sain.
- **Brillance et éclat** : Le citron apporte de la brillance aux cheveux et équilibre le pH du cuir chevelu, laissant les cheveux plus lumineux et moins gras.
- **Action apaisante et antiseptique** (avec les huiles essentielles) : Les huiles essentielles de tea tree ou de lavande purifient et apaisent le cuir chevelu, favorisant un environnement sain pour la croissance des cheveux.

Ce **Masque au rhassoul et au jus de citron** est un soin naturel, efficace pour purifier les cheveux gras, absorber l'excès de sébum et apporter de la légèreté aux cheveux sans les dessécher. Utilisé régulièrement, il aide à maintenir un cuir chevelu équilibré et des cheveux frais et brillants.

Recette N° 22 : Masque à l'aloe vera et à l'huile essentielle de tea tree

Voici la recette détaillée du Masque à l'aloe vera et à l'huile essentielle de tea tree, une recette traditionnelle d'Asie du Sud-Est pour lutter contre les cheveux gras :

Ingrédients :

- **3 à 4 cuillères à soupe de gel d'aloe vera** (hydratant naturel qui purifie et apaise le cuir chevelu tout en régulant la production de sébum)
- **5 à 6 gouttes d'huile essentielle de tea tree** (pour ses propriétés purifiantes et antibactériennes)
- **1 cuillère à soupe de jus de citron** (facultatif, pour aider à réguler le sébum et apporter de la brillance)

Préparation :

1. **Mélange l'aloe vera et l'huile essentielle de tea tree** : Dans un bol, mets **3 à 4 cuillères à soupe de gel d'aloe vera**. L'aloe vera est un hydratant léger qui aide à réguler l'excès de sébum sans alourdir les cheveux. Ajoute **5 à 6 gouttes d'huile essentielle de tea tree** et mélange bien. L'huile essentielle de tea tree est idéale pour purifier le cuir chevelu gras grâce à ses propriétés antibactériennes et antifongiques.
2. **Ajoute le jus de citron (facultatif)** : si tu souhaites ajouter une touche d'acidité pour réguler encore plus la production de sébum, tu peux incorporer **1 cuillère à soupe de jus de citron**. Ce dernier aide également à éliminer les résidus de produits et à resserrer les pores du cuir chevelu.

Application :

1. **Applique** le mélange sur ton cuir chevelu en massant doucement avec le bout des doigts pendant **5 à 10 minutes** pour bien faire pénétrer le masque. Étale ensuite sur les longueurs si tes cheveux ont également tendance à devenir gras.
2. **Laisse poser** le masque pendant **20 à 30 minutes**. Le gel d'aloe vera va apaiser et hydrater, tandis que l'huile essentielle de tea tree purifiera le cuir chevelu et aidera à éliminer l'excès de sébum.
3. **Rince** abondamment à l'eau tiède, puis fais un shampoing doux pour bien nettoyer les cheveux. Assure-toi d'avoir bien rincé tout le gel d'aloe vera et l'huile essentielle.

Fréquence :

Utilise ce masque **une à deux fois par semaine** pour aider à réguler l'excès de sébum et maintenir tes cheveux frais plus longtemps.

Bienfaits du masque à l'aloe vera et à l'huile essentielle de tea tree

- **Régulation du sébum** : Le gel d'aloe vera hydrate en douceur tout en régulant la production de sébum, tandis que le tea tree agit comme un purifiant naturel, aidant à éliminer les impuretés qui obstruent les pores du cuir chevelu.
- **Purification et apaisement** : L'huile essentielle de tea tree a des propriétés antibactériennes et antifongiques qui aident à purifier le cuir chevelu et à prévenir les infections et les pellicules. Elle calme également les irritations du cuir chevelu.
- **Brillance et fraîcheur** : Si tu choisis d'ajouter du citron, il aide à resserrer les pores et à apporter une brillance naturelle aux cheveux, tout en éliminant les résidus qui alourdissent le cuir chevelu.

Ce **Masque à l'aloe vera et à l'huile essentielle de tea tree** est un soin naturel parfait pour rééquilibrer les cheveux gras, purifier le cuir chevelu et hydrater sans alourdir. Il laisse les cheveux frais, légers et brillants, tout en prévenant l'excès de sébum et les impuretés.

Recette N° 23 : Rinçage au vinaigre de cidre et à la menthe poivrée

Voici la recette détaillée du **Rinçage au vinaigre de cidre et à la menthe poivrée**, une recette traditionnelle d'Europe du Nord pour lutter contre les cheveux trop gras :

Ingrédients :

- **2 cuillères à soupe de vinaigre de cidre** (rééquilibre le pH du cuir chevelu et régule la production de sébum)
- **500 ml d'eau** (pour diluer le vinaigre et éviter d'irriter le cuir chevelu)
- **4 à 5 gouttes d'huile essentielle de menthe poivrée** (purifie, rafraîchit et stimule la circulation sanguine)
- **Optionnel : 1 cuillère à soupe de jus de citron** (pour ajouter de la brillance et renforcer l'effet astringent)

Préparation :

1. **Dilue le vinaigre de cidre** : dans un bol ou une bouteille, mélange **2 cuillères à soupe de vinaigre de cidre** avec **500 ml d'eau**. Le vinaigre de cidre est un excellent régulateur naturel de sébum, qui aide à éliminer les résidus de produits capillaires et à rééquilibrer le pH du cuir chevelu.
2. **Ajoute l'huile essentielle de menthe poivrée** : ajoute **4 à 5 gouttes d'huile essentielle de menthe poivrée**. Cette huile essentielle est reconnue pour ses propriétés purifiantes et rafraîchissantes. Elle aide à apaiser les démangeaisons et à stimuler le cuir chevelu, tout en apportant une agréable sensation de fraîcheur.

3. **Ajoute le jus de citron (facultatif)** : Pour encore plus de brillance et un effet astringent supplémentaire, tu peux ajouter **1 cuillère à soupe de jus de citron** au mélange. Le citron aide à resserrer les pores du cuir chevelu et à donner de l'éclat aux cheveux.

Application :

1. **Utilise le mélange après le Shampoing :** après avoir lavé tes cheveux avec un shampoing doux, verse lentement le rinçage au vinaigre de cidre et à la menthe poivrée sur ton cuir chevelu et tes cheveux. Assure-toi que tout le cuir chevelu soit bien couvert par le mélange.
2. **Masse doucement :** masse délicatement ton cuir chevelu pendant **2 à 3 minutes** pour bien faire pénétrer le mélange et stimuler la circulation sanguine. Cela aidera à réguler la production de sébum et à éliminer les résidus de produits capillaires qui alourdissent les cheveux gras.
3. **Ne rince pas à l'eau claire** : laisse le mélange agir et ne rince pas à l'eau claire après. L'odeur du vinaigre disparaîtra au séchage et tes cheveux resteront frais et légers. Si tu veux adoucir légèrement l'odeur, tu peux ajouter quelques gouttes d'une autre huile essentielle de ton choix (comme la lavande).

Fréquence :

Utilise ce rinçage **une à deux fois par semaine** pour maintenir l'équilibre du cuir chevelu et réduire la production de sébum.

Bienfaits du rinçage au vinaigre de cidre et à la menthe poivrée

- **Régulation du sébum :** Le vinaigre de cidre rééquilibre le pH naturel du cuir chevelu, aidant à réduire la production excessive de sébum et à garder les cheveux frais plus longtemps.

- **Purification et fraîcheur :** L'huile essentielle de menthe poivrée purifie le cuir chevelu, stimule la circulation sanguine, et laisse une sensation de fraîcheur apaisante.
- **Brillance naturelle :** Ce rinçage aide à refermer les cuticules des cheveux, leur donnant plus de brillance et les rendant plus lisses et soyeux.
- **Prévention des résidus :** Le vinaigre de cidre élimine les résidus de produits capillaires, empêchant l'accumulation qui peut alourdir les cheveux et les rendre plus gras.

Ce **Rinçage au vinaigre de cidre et à la menthe poivrée** est un soin naturel parfait pour purifier et rafraîchir les cheveux gras, tout en régulant la production de sébum. Il laisse les cheveux légers, brillants et plus sains, tout en les débarrassant des résidus et des impuretés.

Recette N° 24 : Masque à la farine de pois chiches et au yaourt

Voici la recette détaillée du Masque à la farine de pois chiches et au yaourt, une recette traditionnelle d'Inde pour lutter contre les cheveux trop gras :

Ingrédients :

- **2 cuillères à soupe de farine de pois chiches** (appelée besan, elle absorbe l'excès de sébum et nettoie le cuir chevelu en profondeur)
- **2 cuillères à soupe de yaourt nature** (hydratant et apaisant, il nettoie sans graisser et équilibre le cuir chevelu)
- **1 cuillère à soupe de jus de citron** (pour réguler le sébum et apporter de la brillance)
- **1 à 2 cuillères à soupe d'eau** (pour ajuster la consistance du masque)

Préparation :

1. **Mélange la farine de pois chiches et le yaourt** : dans un bol, mets **2 cuillères à soupe de farine de pois chiches**. Ajoute **2 cuillères à soupe de yaourt nature** et mélange bien. La farine de pois chiches est idéale pour absorber l'excès de sébum et purifier le cuir chevelu, tandis que le yaourt apporte une hydratation légère sans alourdir les cheveux.
2. **Ajoute le jus de citron** : ajoute **1 cuillère à soupe de jus de citron**. Le citron est un astringent naturel qui aide à resserrer les pores du cuir chevelu et à réguler la production de sébum. Il apporte également de la brillance aux cheveux gras.
3. **Ajoute de l'eau si nécessaire** : si le mélange est trop épais, tu peux ajouter **1 à 2 cuillères à soupe d'eau** pour ajuster la consistance du masque. Le mélange doit être suffisamment lisse pour être appliqué facilement sur le cuir chevelu et les cheveux.

Application :

1. **Applique le masque en insistant particulièrement sur le cuir chevelu.** Masse doucement pendant **5 minutes** pour bien faire pénétrer le mélange et éliminer l'excès de sébum. Ensuite, étale le masque sur les longueurs si elles ont aussi tendance à devenir grasses.
2. **Laisse le masque agir pendant 20 à 30 minutes.** La farine de pois chiches absorbera l'excès de sébum, tandis que le yaourt et le citron purifieront et équilibreront le cuir chevelu.
3. **Rince abondamment à l'eau tiède pour éliminer tout le masque**, puis lave tes cheveux avec un shampoing doux pour retirer les derniers résidus. Le masque peut être un peu difficile à rincer, donc assure-toi d'avoir bien tout éliminé.

Fréquence :

Utilise ce masque **une fois par semaine** pour réguler la production de sébum et garder tes cheveux frais plus longtemps. Si tes cheveux sont très gras, tu peux l'appliquer deux fois par semaine.

Bienfaits du masque à la farine de pois chiches et au yaourt

- **Régulation du sébum :** La farine de pois chiches absorbe l'excès de sébum sans agresser le cuir chevelu, tout en purifiant en profondeur.
- **Nettoyage et hydratation légère :** Le yaourt hydrate légèrement tout en nettoyant en douceur, aidant à équilibrer la production de sébum sans alourdir les cheveux.
- **Resserrement des pores** : Le citron aide à resserrer les pores du cuir chevelu, prévenant ainsi la surproduction de sébum et laissant les cheveux plus légers et plus brillants.

Ce **Masque à la farine de pois chiches et au yaourt** est un soin naturel efficace pour purifier le cuir chevelu gras et réguler la production de sébum, tout en apportant une hydratation légère et équilibrée. Il laisse les cheveux légers, propres et brillants, sans les alourdir.

Recette N° 25 : Masque à l'argile verte et à l'huile essentielle de lavande

Voici la recette détaillée du Masque à l'argile verte et à l'huile essentielle de lavande, une recette traditionnelle d'Europe de l'Ouest, idéale pour lutter contre les cheveux trop gras :

Ingrédients :

- **2 cuillères à soupe d'argile verte** (connue pour ses propriétés absorbantes, elle élimine l'excès de sébum et purifie le cuir chevelu)
- **5 gouttes d'huile essentielle de lavande** (apaisante et équilibrante, elle aide à réguler la production de sébum)
- **Eau tiède** (pour ajuster la consistance du masque)
- **1 cuillère à soupe de jus de citron** (facultatif, pour resserrer les pores et apporter de la brillance)

Préparation :

1. **Mélange l'argile verte avec de l'eau** : dans un bol, mets **2 cuillères à soupe d'argile verte**. Ajoute lentement de l'**eau tiède** en mélangeant jusqu'à obtenir une pâte lisse et homogène. L'argile verte est un excellent absorbant qui élimine les impuretés et l'excès de sébum sans irriter le cuir chevelu.
2. **Ajoute l'huile essentielle de lavande** : ajoute **5 gouttes d'huile essentielle de lavande** à la pâte d'argile. La lavande est connue pour ses propriétés apaisantes et antibactériennes, tout en aidant à équilibrer la production de sébum et à prévenir les irritations du cuir chevelu.
3. **Ajoute le jus de citron (facultatif)** : si tu souhaites renforcer l'effet purifiant et resserrer encore plus les pores, tu peux ajouter **1 cuillère à soupe de jus de citron**. Le citron a des propriétés astringentes et aide à rendre les cheveux plus brillants.

Application :

1. **Applique le masque sur le cuir chevelu et les cheveux** : applique généreusement la pâte sur ton cuir chevelu en massant doucement pendant **2 à 3 minutes**. Étale ensuite le masque sur les longueurs si nécessaire, mais concentre-toi surtout sur les racines grasses.

2. **Laisse poser** : laisse agir le masque pendant **15 à 20 minutes**. L'argile verte va absorber l'excès de sébum et purifier le cuir chevelu, tandis que l'huile essentielle de lavande apaisera et équilibrera la production de sébum.
3. **Rince** abondamment à l'eau tiède pour éliminer tout le masque, puis fais un shampoing doux pour bien nettoyer les cheveux. Assure-toi d'avoir bien tout éliminé pour éviter les résidus d'argile.

Fréquence :

Utilise ce masque **une fois par semaine** pour réguler l'excès de sébum et purifier ton cuir chevelu.

Bienfaits du masque à l'argile verte et à l'huile essentielle de lavande

- **Régulation du sébum** : L'argile verte absorbe efficacement l'excès de sébum, laissant le cuir chevelu propre et équilibré.
- **Apaisement et purification** : L'huile essentielle de lavande apaise les irritations du cuir chevelu, prévient les démangeaisons et aide à maintenir un cuir chevelu sain et équilibré.
- **Brillance et légèreté** : Si tu ajoutes du citron, cela permet de resserrer les pores du cuir chevelu et d'apporter une brillance naturelle aux cheveux.
- **Nettoyage en profondeur** : Ce masque nettoie en profondeur, élimine les impuretés et redonne aux cheveux gras un aspect léger, frais et brillant.

Ce **Masque à l'argile verte et à l'huile essentielle de lavande** est une solution naturelle idéale pour réguler la production de sébum, purifier le cuir chevelu et apaiser les irritations. Il laisse les cheveux légers, frais et brillants, tout en prévenant l'accumulation de gras sur les racines.

Conseils supplémentaires

- Testez les recettes une par une pour identifier celles qui conviennent le mieux à votre type de cheveux.
- Adaptez les quantités en fonction de la longueur et de l'épaisseur de vos cheveux.
- Utilisez des ingrédients de qualité et de préférence biologiques.
- Effectuez un test d'allergie avant d'appliquer un nouveau produit sur votre cuir chevelu.
- N'hésitez pas à combiner ces recettes ou à les adapter en fonction de vos ingrédients préférés.

_________ Chapitre 4_________

10 recettes de soins capillaires pour hydrater en profondeur vos cheveux

Voici 10 recettes de soins capillaires naturels inspirées de différentes cultures, conçues pour hydrater en profondeur vos cheveux.

- Masque à l'avocat et à l'huile d'olive (Recette de grand-mère de Méditerranée) :
- Masque au yaourt et au miel (Recette de grand-mère de l'Europe de l'Est)
- Masque à l'œuf et à l'huile de coco (Recette de grand-mère de l'Asie)
- Masque au henné neutre et à l'aloe vera (Recette de grand-mère de l'Afrique du Nord)
- Masque au lait de coco et au jus de citron (Recette de grand-mère de l'Asie du Sud-Est)

- Masque à la banane et à l'huile d'argan (Recette de grand-mère de Maroc)
- Masque à l'avocat et au yaourt (Recette de grand-mère de l'Inde)
- Masque à l'huile de ricin et à l'œuf (Recette de grand-mère d'Europe de l'Est)
- Masque au miel et à la cannelle (Recette de grand-mère de Moyen-Orient)
- Masque à l'aloe vera et à l'huile d'amande (Recette de grand-mère d'Amérique du Sud)

Recettes N°26 : Masque à l'avocat et à l'huile d'olive pour hydrater les cheveux

Voici la recette détaillée du Masque à l'avocat et à l'huile d'olive, une recette traditionnelle de la Méditerranée, idéale pour hydrater les cheveux secs et abîmés :

Ingrédients :

- **1 avocat mûr** (riche en acides gras et vitamines, il nourrit et hydrate en profondeur les cheveux secs)
- **2 cuillères à soupe d'huile d'olive** (hydrate, renforce et protège la fibre capillaire)
- **1 cuillère à soupe de miel** (facultatif, pour son pouvoir hydratant et réparateur)
- **Quelques gouttes d'huile essentielle de lavande ou de romarin** (facultatif, pour ses propriétés apaisantes et tonifiantes)

Préparation :

1. **Écrase l'avocat :** dans un bol, écrase **1 avocat mûr** à la fourchette jusqu'à obtenir une purée lisse sans morceaux. L'avocat est riche en acides gras, en vitamines E et en antioxydants, ce qui aide à nourrir et hydrater la fibre capillaire en profondeur.
2. **Ajoute l'huile d'olive :** ajoute **2 cuillères à soupe d'huile d'olive** à la purée d'avocat et mélange bien. L'huile d'olive, avec ses

acides gras et ses antioxydants, est excellente pour hydrater et renforcer les cheveux, tout en les rendant plus souples et brillants.

3. **Ajoute le miel (facultatif)** : si tu souhaites apporter un supplément d'hydratation, ajoute **1 cuillère à soupe de miel**. Le miel est un humectant naturel qui retient l'humidité et aide à réparer les cheveux secs et abîmés.
4. **Ajoute les huiles essentielles (facultatif)** : Pour ajouter un effet apaisant ou stimulant pour le cuir chevelu, tu peux ajouter quelques gouttes d'**huile essentielle de lavande** (apaisante) ou d'**huile essentielle de romarin** (tonifiante). Cela apportera également une agréable odeur au masque.

Application :

1. **Applique sur les cheveux et le cuir chevelu** : applique le masque sur tes cheveux secs ou légèrement humides, en insistant particulièrement sur les longueurs et les pointes, là où les cheveux sont les plus secs. Tu peux aussi l'appliquer sur le cuir chevelu si celui-ci est sec ou irrité.
2. **Masse doucement tes cheveux** pour bien faire pénétrer le masque. Ensuite, enveloppe tes cheveux dans une serviette chaude ou un bonnet de douche et laisse poser pendant **30 à 45 minutes** pour permettre aux ingrédients de bien nourrir et hydrater les cheveux.
3. **Rince abondamment à l'eau tiède**, puis fais un shampoing doux pour éliminer les résidus du masque. Assure-toi de bien rincer tes cheveux pour qu'il ne reste pas de résidus d'avocat ou d'huile.

Fréquence :

Utilise ce masque **une fois par semaine** pour hydrater et nourrir en profondeur les cheveux secs et abîmés. Si tes cheveux sont très secs, tu peux l'appliquer deux fois par semaine.

Bienfaits du masque à l'avocat et à l'huile d'olive

- **Hydratation intense** : L'avocat et l'huile d'olive sont riches en acides gras essentiels qui pénètrent profondément dans la fibre capillaire pour hydrater et nourrir les cheveux secs et abîmés.
- **Réparation et brillance** : Le miel (facultatif) aide à réparer les cheveux abîmés, à sceller l'hydratation et à redonner de la brillance aux cheveux ternes.
- **Renforcement des cheveux** : Ce masque aide à renforcer les cheveux fragiles et cassants, les rendant plus doux, plus souples et moins sujets aux frisottis.
- **Apaisement du cuir chevelu** : Si tu utilises des huiles essentielles comme la lavande ou le romarin, elles apportent un effet apaisant pour le cuir chevelu, stimulant la circulation sanguine et favorisant la santé globale des cheveux.

Ce **Masque à l'avocat et à l'huile d'olive** est un soin nourrissant et hydratant parfait pour redonner de la souplesse, de la brillance et de la vitalité aux cheveux secs, abîmés ou cassants. Utilisé régulièrement, il aide à protéger les cheveux des agressions extérieures et à les maintenir en bonne santé.

Recettes N°27 : Masque au yaourt et au miel pour hydrater les cheveux

Voici la recette détaillée du Masque au yaourt et au miel, une recette traditionnelle d'Europe de l'Est, idéale pour hydrater et nourrir les cheveux secs :

Ingrédients :

- **4 cuillères à soupe de yaourt nature** (riche en protéines et en acide lactique, il hydrate et adoucit les cheveux)
- **2 cuillères à soupe de miel** (humectant naturel qui retient l'humidité et aide à réparer les cheveux secs et abîmés)

- **1 cuillère à soupe d'huile d'olive** (facultatif, pour une hydratation supplémentaire et pour renforcer les cheveux)

Préparation :

1. **Mélange le yaourt et le miel** : dans un bol, mélange **4 cuillères à soupe de yaourt nature** avec **2 cuillères à soupe de miel**. Le yaourt hydrate les cheveux et les rend plus doux, tandis que le miel aide à retenir l'humidité et à réparer les cheveux abîmés.
2. **Ajoute l'huile d'olive (facultatif)** : si tu souhaites apporter une dose d'hydratation supplémentaire, ajoute **1 cuillère à soupe d'huile d'olive**. L'huile d'olive nourrit les cheveux et les rend plus brillants et moins sujets à la casse.

Application :

1. **Applique sur les cheveux et le cuir chevelu** : applique généreusement le masque sur les cheveux, en insistant particulièrement sur les longueurs et les pointes. Si ton cuir chevelu est sec ou irrité, applique aussi sur les racines et masse doucement pour bien faire pénétrer le masque.
2. **Laisse poser** : enveloppe tes cheveux dans une serviette chaude ou un bonnet de douche et laisse poser le masque pendant **20 à 30 minutes**. Le yaourt va hydrater et adoucir, tandis que le miel va nourrir et sceller l'hydratation dans la fibre capillaire.
3. **Rince abondamment à l'eau tiède** pour éliminer tout le masque, puis lave tes cheveux avec un shampoing doux pour retirer les résidus de yaourt et de miel. Assure-toi de bien rincer pour ne pas laisser de résidus.

Fréquence :

Utilise ce masque **une à deux fois par semaine** pour hydrater les cheveux en profondeur et les maintenir doux et souples.

Bienfaits du masque au yaourt et au miel

- **Hydratation intense** : Le yaourt hydrate les cheveux en profondeur grâce à ses protéines et son acide lactique, tandis que le miel aide à maintenir l'hydratation, empêchant ainsi les cheveux de se dessécher.
- **Réparation et douceur** : Ce masque aide à réparer les cheveux abîmés par la chaleur ou les produits chimiques, tout en adoucissant la texture des cheveux.
- **Brillance et souplesse** : Le miel apporte de la brillance aux cheveux et les rend plus souples, tandis que le yaourt les adoucit, réduisant les frisottis et les cheveux cassants.
- **Apaisement du cuir chevelu** : Si ton cuir chevelu est sec ou irrité, ce masque va apaiser les démangeaisons tout en le nourrissant doucement.

Ce **Masque au yaourt et au miel** est un soin hydratant naturel parfait pour redonner souplesse, brillance et douceur aux cheveux secs ou abîmés. Utilisé régulièrement, il aide à réparer les cheveux fragiles tout en leur apportant l'hydratation nécessaire pour rester en bonne santé.

Recettes N°28 : Masque à l'œuf et à l'huile de coco pour hydrater les cheveux

Voici la recette détaillée du Masque à l'œuf et à l'huile de coco, une recette traditionnelle de l'Asie, idéale pour hydrater et nourrir en profondeur les cheveux secs et abîmés :

Ingrédients :

- **1 œuf entier** (riche en protéines et en nutriments essentiels, il renforce les cheveux et aide à les hydrater)

- **2 cuillères à soupe d'huile de coco** (hydrate et nourrit en profondeur, tout en apportant de la brillance)
- **1 cuillère à soupe de miel** (facultatif, pour ses propriétés hydratantes et réparatrices)

Préparation :

1. **Bats l'œuf** : dans un bol, bats **1 œuf entier** jusqu'à obtenir une consistance homogène. L'œuf est riche en protéines, ce qui aide à renforcer les cheveux et à les nourrir en profondeur. Le jaune d'œuf hydrate et nourrit les cheveux secs, tandis que le blanc aide à éliminer l'excès de sébum et à purifier les cheveux gras.
2. **Ajoute l'huile de coco** : ajoute **2 cuillères à soupe d'huile de coco** fondue au mélange d'œuf et mélange bien. L'huile de coco est reconnue pour ses propriétés hydratantes, elle pénètre en profondeur dans la fibre capillaire pour hydrater et nourrir les cheveux secs et cassants.
3. **Ajoute le miel (facultatif)** : si tu souhaites un supplément d'hydratation, ajoute **1 cuillère à soupe de miel**. Le miel est un humectant naturel qui aide à retenir l'humidité dans les cheveux, les rendant plus doux et plus brillants.

Application :

1. **Applique le masque** généreusement sur tes cheveux, en commençant par les racines si ton cuir chevelu est sec ou en te concentrant sur les longueurs et les pointes si elles sont abîmées et sèches. Masse doucement le masque dans tes cheveux pour bien faire pénétrer les ingrédients.
2. **Enveloppe tes cheveux dans une serviette chaude** ou un bonnet de douche et laisse poser pendant **20 à 30 minutes**. Le masque va nourrir en profondeur tes cheveux et leur apporter une hydratation intense.
3. **Rince abondamment à l'eau tiède** (évite l'eau chaude pour ne pas cuire l'œuf !) pour éliminer tout le masque, puis fais un shampoing doux pour enlever les résidus d'œuf et d'huile. Assure-

toi de bien rincer tes cheveux pour éviter que l'odeur de l'œuf ne reste.

Fréquence :

Utilise ce masque **une fois par semaine** pour hydrater et renforcer les cheveux secs et abîmés. Si tes cheveux sont très secs, tu peux l'appliquer deux fois par semaine.

Bienfaits du masque à l'œuf et à l'huile de coco

- **Hydratation et nutrition intense** : L'œuf, riche en protéines, renforce la fibre capillaire, tandis que l'huile de coco hydrate et nourrit en profondeur, rendant les cheveux plus doux et plus brillants.
- **Réparation et brillance** : Ce masque aide à réparer les cheveux abîmés et cassants, tout en leur apportant une brillance naturelle.
- **Renforcement des cheveux** : L'œuf aide à renforcer la structure des cheveux, prévenant ainsi la casse et les pointes fourchues.
- **Apaisement et protection du cuir chevelu** : Ce masque est également bénéfique pour apaiser et hydrater le cuir chevelu sec, tout en aidant à équilibrer sa production de sébum.

Ce **Masque à l'œuf et à l'huile de coco** est un soin naturel idéal pour redonner vitalité, souplesse et brillance aux cheveux secs, ternes ou abîmés. Utilisé régulièrement, il permet de nourrir les cheveux en profondeur et de les protéger contre les agressions extérieures.

Recettes N°29 : Masque au henné neutre et à l'Aloe vera

Voici la recette détaillée du **Masque au henné neutre et à l'Aloe vera**, une recette traditionnelle d'Afrique du Nord, idéale pour hydrater et renforcer les cheveux sans les colorer :

Ingrédients :

- **3 cuillères à soupe de henné neutre** (renforce les cheveux, leur apporte du volume et de la brillance sans les colorer)
- **2 cuillères à soupe de gel d'Aloe vera** (hydratant naturel qui apaise et nourrit le cuir chevelu et les cheveux)
- **1 cuillère à soupe d'huile d'argan** (facultatif, pour ses propriétés nourrissantes et protectrices)
- **Eau tiède** (pour ajuster la consistance)

Préparation :

1. **Mélange le henné neutre avec de l'eau tiède** : dans un bol, mets **3 cuillères à soupe de henné neutre** et ajoute progressivement de l'**eau tiède**, en mélangeant jusqu'à obtenir une pâte lisse et homogène. Le henné neutre est excellent pour fortifier les cheveux et leur apporter du volume et de la brillance, sans effet colorant.
2. **Ajoute le gel d'aloe vera** : Ajoute **2 cuillères à soupe de gel d'aloe vera** au mélange. Le gel d'Aloe vera est un hydratant naturel qui aide à nourrir et apaiser le cuir chevelu tout en hydratant les cheveux en profondeur.
3. **Ajoute l'huile d'argan (facultatif)** : pour une hydratation supplémentaire et une nutrition en profondeur, tu peux ajouter **1 cuillère à soupe d'huile d'argan**. Cette huile est riche en acides gras et en antioxydants, elle nourrit les cheveux secs et les protège des agressions extérieures.

Application :

1. **Applique** généreusement le masque sur tes cheveux, en commençant par le cuir chevelu et en étalant le mélange jusqu'aux pointes. Masse doucement le cuir chevelu pour bien faire pénétrer le masque.
2. **Laisse** le masque pendant **30 à 45 minutes**. Le henné neutre renforcera les cheveux, tandis que l'aloe vera et l'huile d'argan hydrateront et nourriront en profondeur.
3. **Rince et lave** : rince abondamment à l'eau tiède pour éliminer tout le masque, puis fais un shampoing doux pour enlever les résidus de henné et d'huile. Assure-toi de bien rincer pour que le henné ne laisse pas de traces dans les cheveux.

Fréquence :

Utilise ce masque **une à deux fois par mois** pour hydrater et renforcer les cheveux, surtout s'ils sont secs ou abîmés. Le henné neutre étant non colorant, il peut être utilisé sans crainte d'altérer la couleur des cheveux.

Bienfaits du masque au henné neutre et à l'aloe vera

- **Hydratation et renforcement** : Le henné neutre renforce les cheveux tout en leur apportant du volume et de la brillance, tandis que l'aloe vera hydrate profondément et apaise le cuir chevelu.
- **Nourriture et protection** : L'huile d'argan (facultative) nourrit et répare les cheveux secs ou abîmés, tout en les protégeant des agressions extérieures comme la chaleur ou la pollution.
- **Brillance et souplesse** : Ce masque rend les cheveux plus doux, plus souples et plus brillants, tout en réduisant les frisottis et la casse.

Ce **Masque au henné neutre et à l'aloe vera** est un soin naturel parfait pour hydrater et renforcer les cheveux sans les alourdir ni les colorer. Il convient particulièrement aux cheveux secs, ternes ou abîmés, leur apportant souplesse, douceur et brillance tout en prévenant la casse et les frisottis.

Recettes N°30 : Masque au lait de coco et au jus de citron

Voici la recette détaillée du Masque au lait de coco et au jus de citron, une recette traditionnelle de l'Asie du Sud-Est, idéale pour hydrater, nourrir et renforcer les cheveux :

Ingrédients :

- **100 ml de lait de coco** (riche en vitamines et acides gras, il hydrate, nourrit et adoucit les cheveux)
- **2 cuillères à soupe de jus de citron** (astringent naturel qui purifie, apporte de la brillance et rééquilibre le cuir chevelu)
- **1 cuillère à soupe d'huile d'olive ou d'huile de coco** (facultatif, pour un effet hydratant et nourrissant supplémentaire)

Préparation :

1. **Mélange le lait de coco et le jus de citron** : dans un bol, verse **100 ml de lait de coco**. Ajoute **2 cuillères à soupe de jus de citron** et mélange bien. Le lait de coco est très nourrissant et hydratant, tandis que le citron aide à réguler le cuir chevelu, à apporter de la brillance et à purifier.
2. **Ajoute l'huile (facultatif)** : Pour une hydratation plus intense, tu peux ajouter **1 cuillère à soupe d'huile d'olive ou d'huile de coco**. Ces huiles renforcent l'hydratation en nourrissant la fibre capillaire en profondeur, tout en protégeant les cheveux de la sécheresse.

Application :

1. **Applique le masque sur les cheveux** sur tes cheveux secs ou légèrement humides, en te concentrant sur les longueurs et les pointes, là où les cheveux sont les plus secs et abîmés. Tu peux

également l'appliquer sur le cuir chevelu si celui-ci est sec ou déséquilibré.

2. **Laisse poser** : enveloppe tes cheveux dans une serviette chaude ou un bonnet de douche pour créer un effet de chaleur qui aidera le masque à mieux pénétrer. Laisse poser pendant **30 à 45 minutes**.

3. **Rince abondamment à l'eau tiède**, puis fais un shampoing doux pour éliminer les résidus d'huile et de lait de coco. Assure-toi de bien rincer pour que le citron ne laisse pas de résidus.

Fréquence :

Utilise ce masque **une fois par semaine** pour maintenir l'hydratation et la santé de tes cheveux, ou **deux fois par semaine** si tes cheveux sont très secs.

Bienfaits du masque au lait de coco et au jus de citron

- **Hydratation intense** : Le lait de coco, riche en acides gras et vitamines, hydrate en profondeur les cheveux secs et abîmés, les rendant plus doux et plus souples.
- **Réparation et brillance** : Le jus de citron purifie le cuir chevelu et apporte de la brillance aux cheveux, tout en rééquilibrant la production de sébum.
- **Nourriture et protection** : Si tu ajoutes de l'huile d'olive ou de coco, le masque nourrit la fibre capillaire en profondeur, renforçant ainsi les cheveux et les protégeant des agressions extérieures.

Ce **Masque au lait de coco et au jus de citron** est un soin hydratant et nourrissant idéal pour redonner de la douceur, de la brillance et de la souplesse aux cheveux secs, abîmés ou ternes. Il aide également à équilibrer le cuir chevelu et à purifier les cheveux pour leur donner un aspect plus sain.

Recettes N°31 : Masque à la banane et à l'huile d'argan

Voici la recette détaillée du Masque à la banane et à l'huile d'argan, une recette traditionnelle du Maroc, parfaite pour hydrater et nourrir les cheveux secs et abîmés :

Ingrédients :

- **1 banane bien mûre** (riche en vitamines et minéraux, elle hydrate en profondeur et adoucit les cheveux)
- **2 cuillères à soupe d'huile d'argan** (connue pour ses propriétés hydratantes et réparatrices, elle renforce et adoucit les cheveux)
- **1 cuillère à soupe de miel** (facultatif, pour apporter une hydratation supplémentaire et sceller l'humidité)

Préparation :

1. **Dans un bol, écrase 1 banane bien mûre** à l'aide d'une fourchette jusqu'à obtenir une purée lisse sans morceaux. La banane est riche en potassium et en vitamines, ce qui permet d'hydrater et de nourrir les cheveux secs, tout en leur redonnant de la souplesse.
2. **Ajoute 2 cuillères à soupe d'huile d'argan** à la purée de banane et mélange bien. L'huile d'argan, riche en acides gras et en vitamine E, est reconnue pour ses vertus hydratantes, adoucissantes et protectrices, et convient parfaitement aux cheveux secs et abîmés.
3. **Ajoute le miel (facultatif)** : si tu souhaites apporter un supplément d'hydratation, ajoute **1 cuillère à soupe de miel**. Le miel est un humectant naturel qui retient l'humidité dans les cheveux, les rendant plus doux et brillants.

Application :

1. **Applique généreusement le masque** sur tes cheveux secs ou légèrement humides, en commençant par les racines si tu as le cuir chevelu sec, ou en te concentrant sur les longueurs et les

pointes si elles sont abîmées. Masse bien pour faire pénétrer le masque.

2. **Laisse poser le masque pendant 20 à 30 minutes.** Enveloppe tes cheveux dans une serviette chaude ou un bonnet de douche pour aider les ingrédients à mieux pénétrer dans la fibre capillaire.
3. **Rince abondamment à l'eau tiède** pour éliminer tout le masque, puis fais un shampoing doux pour retirer les résidus de banane et d'huile. Assure-toi de bien rincer pour ne laisser aucun résidu.

Fréquence :

Utilise ce masque **une fois par semaine** pour hydrater et nourrir les cheveux secs et abîmés. Si tes cheveux sont très secs, tu peux l'appliquer deux fois par semaine.

Bienfaits du masque à la banane et à l'huile d'argan

- **Hydratation profonde** : La banane hydrate intensément les cheveux, tandis que l'huile d'argan pénètre profondément dans la fibre capillaire pour réparer et nourrir les cheveux secs et cassants.
- **Réparation et douceur** : Ce masque aide à réparer les cheveux abîmés par la chaleur ou les produits chimiques, en les rendant plus doux et brillants.
- **Protection et brillance** : L'huile d'argan protège les cheveux des agressions extérieures tout en leur apportant brillance et souplesse, tandis que le miel aide à sceller l'hydratation.

Ce Masque à la banane et à l'huile d'argan est un soin hydratant naturel idéal pour redonner douceur, éclat et souplesse aux cheveux secs, ternes ou abîmés. Utilisé régulièrement, il aide à nourrir et réparer les cheveux tout en les protégeant des agressions extérieures.

Recettes N°32 : Masque à l'avocat et au yaourt

Voici la recette détaillée du Masque à l'avocat et au yaourt, une recette traditionnelle d'Inde, parfaite pour hydrater en profondeur les cheveux secs et abîmés :

Ingrédients :

- **1 avocat mûr** (riche en acides gras, il nourrit et hydrate en profondeur)
- **4 cuillères à soupe de yaourt nature** (hydrate les cheveux grâce à ses protéines et l'acide lactique)
- **1 cuillère à soupe de miel** (facultatif, pour ses propriétés humectantes et réparatrices)

Préparation :

1. **Écrase l'avocat :** dans un bol, écrase **1 avocat mûr** avec une fourchette jusqu'à obtenir une purée lisse. L'avocat est une excellente source d'acides gras essentiels, de vitamines E et B, qui nourrissent et hydratent la fibre capillaire en profondeur.
2. **Ajoute 4 cuillères à soupe de yaourt nature** à la purée d'avocat et mélange bien. Le yaourt est riche en protéines qui renforcent les cheveux et en acide lactique qui hydrate et adoucit les cheveux secs et cassants.
3. **Ajoute le miel (facultatif)** : Pour une hydratation supplémentaire, ajoute **1 cuillère à soupe de miel**. Le miel est un humectant naturel qui retient l'humidité dans les cheveux, les rendant plus doux et brillants.

Application :

1. **Applique généreusement le masque** sur tes cheveux secs ou légèrement humides, en insistant sur les longueurs et les pointes.

Si ton cuir chevelu est sec, applique également le masque sur les racines.

2. **Masse** doucement ton cuir chevelu et tes cheveux pour bien faire pénétrer le masque. Ensuite, enveloppe tes cheveux dans une serviette chaude ou un bonnet de douche et laisse poser pendant **30 minutes** pour une hydratation optimale.

3. **Rince abondamment à l'eau tiède,** puis fais un shampoing doux pour éliminer les résidus du masque. Assure-toi de bien rincer pour que tes cheveux ne restent pas gras ou alourdis.

Fréquence :

Utilise ce masque **une fois par semaine** pour maintenir une hydratation optimale de tes cheveux, ou **deux fois par semaine** si tes cheveux sont très secs ou abîmés.

Bienfaits du masque à l'avocat et au yaourt

- **Hydratation intense** : L'avocat nourrit en profondeur grâce à ses acides gras, tandis que le yaourt hydrate et renforce la fibre capillaire.
- **Réparation et douceur** : Ce masque répare les cheveux abîmés, les rend plus doux et plus souples, tout en prévenant la casse.
- **Brillance et souplesse** : Le miel (facultatif) ajoute une brillance naturelle aux cheveux tout en aidant à retenir l'humidité, ce qui rend les cheveux plus souples et moins sujets aux frisottis.

Ce **Masque à l'avocat et au yaourt** est un soin hydratant et nourrissant parfait pour les cheveux secs, ternes ou abîmés. Il redonne aux cheveux souplesse, douceur et brillance, tout en les renforçant contre les agressions extérieures. Utilisé régulièrement, il aide à maintenir les cheveux en bonne santé.

Recettes N°33 : Masque à l'huile de ricin et à l'œuf

Voici la recette détaillée du Masque à l'huile de ricin et à l'œuf, une recette traditionnelle d'Europe de l'Est, idéale pour hydrater, nourrir et renforcer les cheveux secs et abîmés :

Ingrédients :

- **2 cuillères à soupe d'huile de ricin** (riche en acides gras, elle hydrate en profondeur, renforce et stimule la pousse des cheveux)
- **1 œuf entier** (riche en protéines, il nourrit, renforce et répare les cheveux abîmés)
- **1 cuillère à soupe de miel** (facultatif, pour ses propriétés humectantes et réparatrices)

Préparation :

1. **Bats l'œuf** : dans un bol, bats **1 œuf entier** jusqu'à ce que le jaune et le blanc soient bien mélangés. L'œuf est riche en protéines qui aident à réparer et renforcer la fibre capillaire, tout en apportant de l'hydratation.
2. **Ajoute 2 cuillères à soupe d'huile de ricin** à l'œuf battu et mélange bien. L'huile de ricin est extrêmement nourrissante et favorise l'hydratation en profondeur, tout en stimulant la pousse des cheveux.
3. **Ajoute le miel (facultatif)** : si tu souhaites ajouter encore plus d'hydratation, ajoute **1 cuillère à soupe de miel**. Le miel est un excellent humectant naturel qui aide à retenir l'humidité dans les cheveux, les rendant plus doux et brillants.

Application :

1. **Applique** le mélange sur tes cheveux secs ou légèrement humides. Commence par le cuir chevelu et masse doucement pour stimuler la circulation sanguine et faire pénétrer les nutriments. Étale ensuite le masque sur les longueurs et les pointes.

2. **Laisse poser** : enveloppe tes cheveux dans une serviette chaude ou un bonnet de douche et laisse poser pendant **30 à 45 minutes**. Ce temps permet aux ingrédients de bien hydrater et nourrir les cheveux en profondeur.
3. **Rince** abondamment à l'eau tiède, puis fais un shampoing doux pour éliminer les résidus d'huile et d'œuf. Rince bien pour éviter que l'œuf ne laisse des traces sur les cheveux.

Fréquence :

Utilise ce masque **une fois par semaine** pour hydrater et renforcer tes cheveux. Si tes cheveux sont très secs ou abîmés, tu peux l'utiliser deux fois par semaine.

Bienfaits du masque à l'huile de ricin et à l'œuf

- **Hydratation et renforcement** : L'huile de ricin hydrate en profondeur et renforce la fibre capillaire, tandis que l'œuf apporte des protéines qui nourrissent et réparent les cheveux abîmés.
- **Stimulation de la pousse** : L'huile de ricin est reconnue pour favoriser la pousse des cheveux en stimulant les follicules capillaires.
- **Douceur et brillance** : Ce masque rend les cheveux plus doux, plus souples et plus brillants, tout en prévenant les frisottis et la casse.
- **Réparation des cheveux abîmés** : L'œuf et l'huile de ricin aident à réparer les cheveux fragiles ou endommagés par les agressions extérieures, en les nourrissant et les revitalisant.

Ce Masque à l'huile de ricin et à l'œuf est un soin hydratant et réparateur idéal pour les cheveux secs, ternes ou abîmés. Utilisé régulièrement, il aide à nourrir, hydrater et renforcer la fibre capillaire tout en stimulant la pousse des cheveux.

Recettes N°34 : Masque au miel et à la cannelle

Voici la recette détaillée du Masque au miel et à la cannelle, une recette traditionnelle du Moyen-Orient, parfaite pour hydrater, nourrir et renforcer les cheveux :

Ingrédients :

- **2 cuillères à soupe de miel** (riche en antioxydants, il hydrate et adoucit les cheveux, tout en les rendant plus brillants)
- **1 cuillère à café de cannelle en poudre** (stimule la circulation sanguine du cuir chevelu, favorisant la croissance des cheveux tout en apportant un léger effet purifiant)
- **2 cuillères à soupe d'huile d'olive ou d'huile de coco** (pour nourrir et hydrater en profondeur les cheveux)

Préparation :

1. **Mélange le miel et la cannelle :** dans un bol, mélange **2 cuillères à soupe de miel** avec **1 cuillère à café de cannelle en poudre**. Le miel hydrate et nourrit les cheveux, tandis que la cannelle stimule la circulation sanguine au niveau du cuir chevelu et aide à favoriser la croissance des cheveux.
2. **Ajoute 2 cuillères à soupe d'huile d'olive** ou **d'huile de coco** au mélange. Ces huiles nourrissent en profondeur et protègent les cheveux contre les agressions extérieures, en les rendant plus souples et brillants.

Application :

1. **Applique généreusement le masque sur les cheveux**, en commençant par les racines et en étalant jusqu'aux pointes. Masse doucement le cuir chevelu pour bien faire pénétrer le masque et stimuler la circulation sanguine.

2. **Laisse poser** : enveloppe tes cheveux dans une serviette chaude ou un bonnet de douche et laisse poser pendant **20 à 30 minutes**. Le miel et l'huile vont hydrater et nourrir en profondeur, tandis que la cannelle va stimuler le cuir chevelu.
3. **Rince abondamment à l'eau tiède**, puis fais un shampoing doux pour éliminer les résidus d'huile et de miel. Assure-toi de bien rincer pour que le mélange ne laisse pas de résidus dans tes cheveux.

Fréquence :

Utilise ce masque **une fois par semaine** pour hydrater et nourrir en profondeur les cheveux. Si tes cheveux sont très secs ou abîmés, tu peux l'appliquer deux fois par semaine.

Bienfaits du masque au miel et à la cannelle

- **Hydratation et nutrition intense** : Le miel est un excellent hydratant naturel qui adoucit et nourrit les cheveux en profondeur, tandis que l'huile d'olive ou de coco renforce et hydrate la fibre capillaire.
- **Stimulation du cuir chevelu** : La cannelle stimule la circulation sanguine du cuir chevelu, favorisant la pousse des cheveux tout en purifiant en douceur.
- **Brillance et souplesse** : Ce masque rend les cheveux plus doux, plus souples et plus brillants, tout en réparant les cheveux abîmés et en réduisant les frisottis.
- **Réparation des cheveux abîmés** : Grâce aux propriétés antioxydantes du miel et aux bienfaits nourrissants de l'huile, ce masque aide à réparer les cheveux abîmés et ternes, leur redonnant vitalité et éclat.

Ce Masque au miel et à la cannelle est un soin hydratant et revitalisant naturel idéal pour redonner vie et éclat aux cheveux secs, ternes ou abîmés. Utilisé régulièrement, il nourrit en profondeur, stimule le cuir chevelu et aide à obtenir des cheveux doux, brillants et en bonne santé.

Recettes N°35 : Masque à l'Aloe vera et à l'huile d'amande pour hydrater les cheveux

Voici la recette détaillée du Masque à l'aloe vera et à l'huile d'amande, une recette traditionnelle d'Amérique du Sud, idéale pour hydrater et nourrir en profondeur les cheveux secs et abîmés :

Ingrédients :

- **3 cuillères à soupe de gel d'Aloe vera** (hydratant naturel, il apaise le cuir chevelu et hydrate les cheveux en profondeur)
- **2 cuillères à soupe d'huile d'amande douce** (riche en vitamines et en acides gras, elle nourrit, adoucit et protège les cheveux)
- **1 cuillère à soupe de miel** (facultatif, pour ses propriétés humectants et réparatrices)

Préparation :

1. **Mélange le gel d'Aloe vera et l'huile d'amande douce :** dans un bol, mélange **3 cuillères à soupe de gel d'Aloe vera** avec **2 cuillères à soupe d'huile d'amande douce**. L'Aloe vera est connu pour ses propriétés hydratantes et apaisantes, tandis que l'huile d'amande douce nourrit et renforce les cheveux.
2. **Ajoute le miel (facultatif) :** si tu souhaites renforcer l'hydratation, ajoute **1 cuillère à soupe de miel**. Le miel aide à retenir l'humidité dans les cheveux, les laissant plus doux et brillants.

Application :

1. **Applique le masque sur tes cheveux** secs ou légèrement humides, en insistant sur les longueurs et les pointes. Masse

doucement ton cuir chevelu si tu ressens de la sécheresse ou des irritations.

2. **Laisse poser :** enveloppe tes cheveux dans une serviette chaude ou un bonnet de douche et laisse poser le masque pendant **30 à 45 minutes**. Pendant ce temps, les nutriments du masque vont hydrater, nourrir et revitaliser tes cheveux.

3. **Rince abondamment à l'eau tiède,** puis fais un shampoing doux pour éliminer les résidus d'huile et de gel d'aloe vera. Assure-toi de bien rincer pour que le masque ne laisse aucun résidu.

Fréquence :

Utilise ce masque **une fois par semaine** pour maintenir l'hydratation de tes cheveux, ou deux fois par semaine si tes cheveux sont très secs.

Bienfaits du masque à l'Aloe vera et à l'huile d'amande

- **Hydratation et apaisement :** Le gel d'Aloe vera hydrate en profondeur les cheveux secs tout en apaisant le cuir chevelu, surtout en cas de démangeaisons ou d'irritations.
- **Nutrition et réparation :** L'huile d'amande douce nourrit les cheveux en profondeur, les rendant plus forts, plus souples et moins sujets à la casse.
- **Brillance et douceur :** Ce masque rend les cheveux doux, brillants et faciles à coiffer, tout en réduisant les frisottis et la sécheresse.
- **Protection contre les agressions :** L'huile d'amande douce protège les cheveux des agressions extérieures, comme la pollution et la chaleur des appareils coiffants.

Ce **Masque à l'Aloe vera et à l'huile d'amande** est un soin hydratant naturel idéal pour revitaliser, adoucir et protéger les cheveux secs et abîmés. Utilisé régulièrement, il permet de retrouver des cheveux doux, souples et brillants, tout en renforçant la fibre capillaire.

Conseils supplémentaires

- Testez les recettes une par une pour identifier celles qui conviennent le mieux à votre type de cheveux.
- Adaptez les quantités en fonction de la longueur et de l'épaisseur de vos cheveux.
- Utilisez des ingrédients de qualité et de préférence biologiques.
- Effectuez un test d'allergie avant d'appliquer un nouveau produit sur votre cuir chevelu.
- N'hésitez pas à combiner ces recettes ou à les adapter en fonction de vos ingrédients préférés.

_________ Chapitre 5_________

5 recettes maison et naturelles pour avoir des cheveux brillants

Voici 5 recettes maison et naturelles issues de différentes traditions à travers le monde pour avoir des cheveux brillants :

- Masque au vinaigre de cidre et à l'eau froide (Recette d'Europe du Nord)
- Masque à l'huile de coco et au jus de citron (Recette d'Asie du Sud-Est)
- Masque au yaourt et à l'œuf (Recette d'Europe de l'Est)
- Masque au miel et à l'Aloe vera (Recette d'Afrique du Nord)
- Masque à la poudre de shikakai et à l'huile d'olive (Recette d'Inde)

Ces recettes sont simples à réaliser et utilisent des ingrédients naturels que tu peux facilement trouver. En les intégrant à ta routine capillaire, tu pourras redonner à tes cheveux toute leur brillance et vitalité.

Recettes N°36 : Masque au vinaigre de cidre et à l'eau froide

Voici la recette détaillée du Masque au vinaigre de cidre et à l'eau froide, une recette traditionnelle d'Europe du Nord, idéale pour apporter brillance et douceur aux cheveux :

Ingrédients :

- **2 cuillères à soupe de vinaigre de cidre** (équilibre le pH du cuir chevelu et aide à refermer les cuticules des cheveux, pour plus de brillance)
- **1 tasse d'eau froide** (scelle les cuticules pour un effet lisse et brillant)

Préparation :

Dans un récipient, mélange 2 cuillères à soupe de vinaigre de cidre avec 1 tasse d'eau froide. Le vinaigre de cidre est un agent naturel qui aide à équilibrer le pH du cuir chevelu, tandis que l'eau froide aide à refermer les cuticules des cheveux pour maximiser la brillance.

Application :

1. **Lave tes cheveux comme d'habitude :** fais un shampoing doux comme tu le fais habituellement, puis rince bien à l'eau tiède.
2. **Applique le mélange vinaigre de cidre et eau froide :** après avoir bien rincé le shampoing, verse lentement le mélange de vinaigre de cidre et d'eau froide sur tes cheveux, en massant doucement ton cuir chevelu.
3. **Ne rince pas après l'application :** ne rince pas à l'eau après avoir appliqué le mélange. Le vinaigre de cidre va aider à refermer les cuticules de tes cheveux, leur donnant un aspect plus lisse et plus brillant.

Fréquence :

Utilise ce rinçage **une fois par semaine** pour maintenir la brillance et la douceur de tes cheveux. Si tu as les cheveux très secs ou colorés, utilise-le **toutes les deux semaines**.

Bienfaits du vinaigre de cidre pour les cheveux

- **Brillance et douceur** : Le vinaigre de cidre aide à refermer les cuticules des cheveux, ce qui rend les cheveux plus lisses et plus brillants.
- **Rééquilibre le cuir chevelu** : Il aide à réguler le pH du cuir chevelu, prévenant ainsi les problèmes comme les pellicules ou l'excès de sébum.
- **Réduction des frisottis** : En refermant les cuticules des cheveux, le vinaigre de cidre aide à réduire les frisottis et à rendre les cheveux plus faciles à coiffer.
- **Naturel et doux** : Ce rinçage est une alternative naturelle et économique aux produits capillaires commerciaux, tout en étant doux pour les cheveux et le cuir chevelu.

Ce **Masque au vinaigre de cidre et à l'eau froide** est un soin simple et efficace pour redonner de la brillance et de la douceur à tes cheveux. Utilisé régulièrement, il permet de restaurer l'éclat naturel des cheveux tout en équilibrant le cuir chevelu.

Recettes N°37 : Masque à l'huile de coco et au jus de citron

Voici la recette détaillée du **Masque à l'huile de coco et au jus de citron**, une recette traditionnelle d'Asie du Sud-Est, idéale pour obtenir des cheveux brillants et soyeux :

Ingrédients :

- **2 cuillères à soupe d'huile de coco** (nourrit et hydrate les cheveux en profondeur, apportant brillance et douceur)
- **1 cuillère à soupe de jus de citron frais** (apporte de la brillance en équilibrant le pH et nettoie en douceur)

Préparation :

1. **Fais fondre l'huile de coco** : Si ton huile de coco est solide, fais-la fondre légèrement au bain-marie ou au micro-ondes (quelques secondes suffisent) pour qu'elle soit facile à mélanger.
2. **Mélange l'huile de coco et le jus de citron** : Dans un bol, mélange **2 cuillères à soupe d'huile de coco** avec **1 cuillère à soupe de jus de citron frais**. L'huile de coco hydrate et nourrit les cheveux en profondeur, tandis que le citron purifie et ajoute de la brillance.

Application :

1. **Applique sur les cheveux :** Applique le masque sur cheveux secs ou légèrement humides. Commence par les racines si ton cuir chevelu est sec, sinon concentre-toi sur les longueurs et les pointes pour éviter d'alourdir le cuir chevelu.
2. **Masse et laisse poser** : Masse doucement le cuir chevelu pour stimuler la circulation sanguine, puis répartis bien le masque sur les longueurs. Laisse poser pendant **20 à 30 minutes**. Tu peux envelopper tes cheveux dans une serviette chaude ou un bonnet de douche pour une meilleure absorption.
3. **Rince et lave** : Rince abondamment à l'eau tiède, puis fais un shampoing doux pour enlever l'excès d'huile. Assure-toi de bien rincer pour ne pas laisser de résidus.

Fréquence :

Utilise ce masque **une fois par semaine** pour maintenir la brillance et l'hydratation de tes cheveux. Si tes cheveux sont très secs, tu peux l'utiliser deux fois par semaine.

Bienfaits du masque à l'huile de coco et au jus de citron

- **Brillance et douceur :** L'huile de coco nourrit en profondeur, laissant les cheveux doux et brillants. Le citron aide à refermer les cuticules, ce qui reflète la lumière et rend les cheveux plus éclatants.
- **Nettoyage doux et purifiant :** Le jus de citron nettoie en douceur, élimine les résidus de produits et régule la production de sébum, sans agresser les cheveux.
- **Hydratation et réparation :** Ce masque aide à hydrater et réparer les cheveux abîmés, en particulier les pointes sèches, tout en les rendant plus faciles à coiffer.
- **Stimulation du cuir chevelu :** Le massage du cuir chevelu avec ce mélange stimule la circulation sanguine, favorisant la pousse des cheveux tout en gardant le cuir chevelu sain.

Ce **Masque à l'huile de coco et au jus de citron** est un soin parfait pour redonner de la brillance, de la douceur et de la souplesse aux cheveux. Utilisé régulièrement, il permet d'hydrater et de nourrir en profondeur, tout en apportant un éclat naturel aux cheveux.

Recettes N°38 : Masque au yaourt et à l'œuf pour des cheveux brillants

Voici la recette détaillée du Masque au yaourt et à l'œuf, une recette traditionnelle d'Europe de l'Est, parfaite pour avoir des cheveux brillants, doux et bien nourris :

Ingrédients :

- **4 cuillères à soupe de yaourt nature** (riche en protéines et en acide lactique, il hydrate et renforce les cheveux tout en apportant de la brillance)
- **1 œuf entier** (riche en protéines et en biotine, il nourrit et renforce les cheveux, les rendant plus brillants)
- **1 cuillère à soupe de miel** (facultatif, pour ses propriétés humectantes et adoucissantes)

Préparation :

1. **Bats l'œuf** : dans un bol, bats **1 œuf entier** jusqu'à ce que le jaune et le blanc soient bien mélangés. L'œuf renforce la fibre capillaire grâce à ses protéines et sa biotine, tout en ajoutant de la brillance.
2. **Ajoute le yaourt** : ajoute **4 cuillères à soupe de yaourt nature** à l'œuf battu et mélange bien. Le yaourt est hydratant, adoucissant et renforce les cheveux secs ou ternes.
3. **Ajoute le miel (facultatif)** : si tu souhaites une hydratation supplémentaire, ajoute **1 cuillère à soupe de miel**. Le miel retient l'humidité dans les cheveux, les rendant encore plus doux et brillants.

Application :

1. **Applique le masque sur tes cheveux** secs ou légèrement humides. Commence par le cuir chevelu si tu veux renforcer tes racines, ou concentre-toi sur les longueurs et les pointes pour hydrater et ajouter de la brillance.
2. **Laisse poser** : enveloppe tes cheveux dans une serviette chaude ou un bonnet de douche et laisse poser le masque pendant **20 à 30 minutes** pour une hydratation maximale.
3. **Rince abondamment à l'eau tiède** pour bien enlever le masque, puis fais un shampoing doux pour éliminer tous les résidus d'œuf

et de yaourt. Assure-toi de bien rincer tes cheveux pour ne pas laisser de traces d'œuf.

Fréquence :

Utilise ce masque **une fois par semaine** pour maintenir l'hydratation et la brillance de tes cheveux. Si tes cheveux sont très secs, tu peux l'utiliser deux fois par semaine.

Bienfaits du masque au yaourt et à l'œuf

- **Brillance et douceur** : Le yaourt adoucit et hydrate les cheveux, tandis que l'œuf leur apporte une brillance naturelle grâce à ses protéines.
- **Renforcement** : Ce masque renforce les cheveux fragiles et secs, en réparant la fibre capillaire et en favorisant une chevelure plus saine et plus résistante.
- **Hydratation et protection** : Grâce à l'action hydratante du yaourt et la nutrition en profondeur apportée par l'œuf, ce masque aide à rendre les cheveux plus souples, moins cassants et plus brillants.

Ce **Masque au yaourt et à l'œuf** est une recette maison simple mais efficace pour redonner de la brillance et de la vitalité aux cheveux. Utilisé régulièrement, il permet de renforcer, nourrir et hydrater les cheveux tout en les rendant doux et éclatants.

Recettes N°39 : Masque au miel et à l'Aloe vera

Voici la recette détaillée du Masque au miel et à l'aloe vera, une recette traditionnelle d'Afrique du Nord, parfaite pour obtenir des cheveux brillants et bien hydratés :

Ingrédients :

- **2 cuillères à soupe de gel d'aloe vera** (hydrate en profondeur, renforce les cheveux et leur donne de la brillance)
- **2 cuillères à soupe de miel** (hydrate, adoucit les cheveux et leur apporte de la brillance)
- **1 cuillère à soupe d'huile d'olive** (facultatif, pour nourrir et sceller l'hydratation)

Préparation :

1. **Mélange l'Aloe vera et le miel :** dans un bol, mélange **2 cuillères à soupe de gel d'Aloe vera** avec **2 cuillères à soupe de miel**. Le gel d'Aloe vera est riche en vitamines et en minéraux qui hydratent et renforcent les cheveux, tandis que le miel est un excellent hydratant naturel qui ajoute de la brillance.
2. **Ajoute l'huile d'olive (facultatif) :** si tu souhaites une hydratation et une nutrition supplémentaires, ajoute **1 cuillère à soupe d'huile d'olive**. L'huile d'olive nourrit les cheveux en profondeur et les protège des agressions extérieures.

Application :

1. **Applique sur les cheveux :** applique généreusement le masque sur tes cheveux secs ou légèrement humides, en commençant par le cuir chevelu et en étalant bien sur les longueurs et les pointes.
2. **Laisse poser :** enveloppe tes cheveux dans une serviette chaude ou un bonnet de douche et laisse poser le masque pendant **30 minutes**. Cela permet aux ingrédients d'hydrater et nourrir les cheveux en profondeur.
3. **Rince abondamment à l'eau tiède**, puis fais un shampoing doux pour éliminer les résidus. Assure-toi de bien rincer pour ne pas laisser de traces de miel ou d'huile.

Fréquence :

Utilise ce masque **une fois par semaine** pour apporter brillance et douceur à tes cheveux. Si tes cheveux sont très secs ou abîmés, tu peux l'appliquer deux fois par semaine.

Bienfaits du masque au miel et à l'Aloe vera

- **Brillance et douceur :** Le miel et l'Aloe vera agissent ensemble pour rendre les cheveux doux, soyeux et brillants. Ils aident à refermer les cuticules, ce qui renforce la brillance naturelle des cheveux.
- **Hydratation en profondeur :** L'Aloe vera hydrate le cuir chevelu et les cheveux, prévenant la sécheresse et réduisant les frisottis.
- **Renforcement des cheveux :** Ce masque nourrit les cheveux, les rendant plus forts et résistants à la casse.
- **Protection naturelle :** L'huile d'olive (facultatif) protège les cheveux des agressions extérieures tout en scellant l'hydratation.

Ce **Masque au miel et à l'Aloe vera** est un soin naturel efficace pour redonner éclat, douceur et vitalité à tes cheveux. Grâce aux propriétés hydratantes et nourrissantes du miel et de l'Aloe vera, il est parfait pour ceux qui cherchent à avoir des cheveux brillants et en bonne santé.

Recettes N°40 : Masque à la poudre de shikakai et à l'huile d'olive

Voici la recette détaillée du Masque à la poudre de shikakai et à l'huile d'olive, une recette traditionnelle d'Inde, idéale pour obtenir des cheveux brillants, forts et en bonne santé :

Ingrédients :

- **2 cuillères à soupe de poudre de shikakai** (nettoyant naturel, favorise la brillance et la santé des cheveux)
- **2 cuillères à soupe d'huile d'olive** (hydrate et nourrit en profondeur, renforce la brillance)
- **Eau tiède** (pour ajuster la consistance)

Préparation :

1. **Mélange la poudre de shikakai avec l'huile d'olive** : dans un bol, mélange **2 cuillères à soupe de poudre de shikakai** avec **2 cuillères à soupe d'huile d'olive**. La poudre de shikakai est utilisée en Inde pour son effet nettoyant doux et son pouvoir à renforcer les cheveux, tandis que l'huile d'olive nourrit et ajoute de la brillance.
2. **Ajoute suffisamment d'eau tiède** pour obtenir une pâte épaisse et homogène. L'eau tiède rend le mélange plus facile à appliquer et permet de bien étaler le masque sur les cheveux.

Application :

1. **Applique le masque sur tes cheveux** secs ou légèrement humides, en commençant par le cuir chevelu et en massant doucement. Étale ensuite le masque sur les longueurs et les pointes.
2. **Laisse poser** : enveloppe tes cheveux dans une serviette chaude ou un bonnet de douche et laisse poser le masque pendant **20 à 30 minutes**. Ce temps permet aux actifs du shikakai et de l'huile d'olive de bien pénétrer la fibre capillaire pour une brillance optimale.
3. **Rince abondamment à l'eau tiède**, puis fais un shampoing doux pour éliminer tout résidu de poudre et d'huile. Le shikakai, en tant que nettoyant naturel, va également aider à purifier le cuir chevelu.

Fréquence :

Utilise ce masque **une fois par semaine** pour des cheveux brillants et forts. Si tes cheveux sont très secs, tu peux l'utiliser deux fois par semaine pour une hydratation supplémentaire.

Bienfaits du masque à la poudre de shikakai et à l'huile d'olive

- **Brillance naturelle :** Le shikakai nettoie les cheveux en douceur tout en refermant les cuticules, ce qui les rend plus lisses et brillants. L'huile d'olive, quant à elle, apporte de la douceur et une brillance naturelle.
- **Renforcement des cheveux** : Ce masque aide à renforcer la fibre capillaire, rendant les cheveux plus résistants à la casse.
- **Hydratation et nutrition** : L'huile d'olive hydrate les cheveux en profondeur, les rendant souples, doux et faciles à coiffer.
- **Nettoyage doux** : Le shikakai est un nettoyant naturel qui purifie le cuir chevelu sans l'assécher, éliminant en douceur les impuretés tout en nourrissant les cheveux.

Ce **Masque à la poudre de shikakai et à l'huile d'olive** est un soin capillaire complet qui combine hydratation, brillance et renforcement. Inspiré des traditions indiennes, il est parfait pour ceux qui cherchent à nettoyer leurs cheveux naturellement tout en obtenant un éclat brillant et une chevelure saine.

Conseils supplémentaires

- Testez les recettes une par une pour identifier celles qui conviennent le mieux à votre type de cheveux.
- Adaptez les quantités en fonction de la longueur et de l'épaisseur de vos cheveux.
- Utilisez des ingrédients de qualité et de préférence biologiques.
- Effectuez un test d'allergie avant d'appliquer un nouveau produit sur votre cuir chevelu.
- N'hésitez pas à combiner ces recettes ou à les adapter en fonction de vos ingrédients préférés.

_________ Chapitre 6_________

5 Recettes pour des Boucles Sublimées

Voici **10 recettes naturelles et faites maison** pour obtenir des cheveux bouclés, en s'inspirant de différentes traditions à travers le monde. Ces soins nourrissent, hydratent et définissent les boucles, tout en prenant soin des cheveux de manière naturelle.

- Gel de lin,
- Masque au beurre de karité et à l'huile de coco,
- Masque à l'avocat et à l'huile de coco,
- Masque à l'Aloe vera et à l'huile d'argan,
- Masque à l'avocat et à l'huile de ricin,

Ces recettes naturelles sont parfaites pour nourrir et définir tes boucles tout en respectant la santé de tes cheveux. Utilise-les régulièrement pour obtenir des cheveux bouclés, bien hydratés et brillants.

Recettes N°41 : Masque au Gel de lin pour des cheveux bouclés

Voici la recette détaillée du Masque au gel de lin, une recette naturelle d'Europe de l'Est, idéale pour définir et sublimer les cheveux bouclés ou curly :

Ingrédients :

- **3 cuillères à soupe de graines de lin** (définissent les boucles et apportent de la souplesse)
- **2 tasses d'eau** (pour préparer le gel)

- **1 cuillère à soupe d'huile de coco** (facultatif, pour plus d'hydratation et de brillance)
- **Quelques gouttes d'huile essentielle de lavande ou tea tree** (facultatif, pour parfumer et nourrir)

Préparation du gel de lin :

1. **Fais bouillir les graines de lin** : dans une petite casserole, fais chauffer **2 tasses d'eau** avec **3 cuillères à soupe de graines de lin** à feu moyen. Remue de temps en temps pour éviter que les graines ne collent au fond de la casserole.
2. **Obtiens la texture gel** : au bout de 5 à 10 minutes, tu commenceras à voir la texture devenir visqueuse, semblable à du gel. Lorsque le gel devient épais (consistance de blanc d'œuf), retire la casserole du feu.
3. **Filtre les graines** : utilise une passoire fine ou un tissu (comme une étamine ou un bas en nylon propre) pour filtrer les graines de lin et récupérer uniquement le gel. Laisse le gel refroidir avant de l'utiliser.
4. **Ajout d'ingrédients supplémentaires (facultatif) :**
- Ajoute 1 cuillère à soupe d'huile de coco pour plus de brillance et d'hydratation.
- Ajoute quelques gouttes d'huile essentielle (comme la lavande ou le tea tree) pour parfumer et nourrir encore plus les cheveux.

Application :

1. **Applique le gel de lin** : sur cheveux propres et humides, applique généreusement le gel de lin en passant tes doigts ou un peigne à dents larges dans tes cheveux. Concentre-toi sur les longueurs et les pointes pour bien définir les boucles.
2. **Méthode de scrunching (facultatif)** : Pour encore mieux définir les boucles, tu peux "scruncher" tes cheveux, c'est-à-dire les presser doucement vers le haut pour favoriser la formation des boucles.

3. **Laisse sécher** tes cheveux à l'air libre ou utilise un diffuseur à basse température. Le gel de lin va définir tes boucles sans effet cartonné, tout en apportant brillance et souplesse.

Fréquence :

Utilise ce gel de lin après chaque lavage de cheveux ou lorsque tu veux rafraîchir et redéfinir tes boucles.

Bienfaits du gel de lin pour les cheveux bouclés

- **Définition des boucles** : Le gel de lin est un activateur de boucles naturel. Il aide à définir et à structurer les boucles sans les alourdir.
- **Hydratation** : Grâce à sa texture gélatineuse, il hydrate les cheveux bouclés, qui ont souvent tendance à être secs.
- **Douceur et brillance** : Ce masque laisse les cheveux doux et brillants sans effet gras ou collant.
- **Naturel et léger** : Le gel de lin est léger et ne laisse pas de résidus, tout en apportant un effet coiffant naturel.

Ce **Masque au gel de lin** est parfait pour obtenir des cheveux bouclés bien définis, souples et brillants. Utilisé régulièrement, il permet de dompter les frisottis et de redonner vie à tes boucles de manière totalement naturelle.

Recettes N°42 : Masque au beurre de karité et à l'huile de coco

Voici la recette détaillée du **Masque au beurre de karité et à l'huile de coco**, une recette traditionnelle d'Afrique de l'Ouest, idéale pour hydrater, nourrir et définir les cheveux bouclés ou curly :

Ingrédients :

- **2 cuillères à soupe de beurre de karité** (nourrit en profondeur, hydrate et répare les cheveux secs et bouclés)
- **2 cuillères à soupe d'huile de coco** (hydrate, adoucit et apporte de la brillance)
- **1 cuillère à soupe d'huile d'olive** (facultatif, pour encore plus de nutrition)
- **Quelques gouttes d'huile essentielle de lavande ou d'ylang-ylang** (facultatif, pour parfumer et apaiser le cuir chevelu)

Préparation :

1. **Fais fondre le beurre de karité** : dans un bol, fais fondre **2 cuillères à soupe de beurre de karité** au bain-marie ou au micro-ondes (quelques secondes suffisent) jusqu'à ce qu'il devienne liquide mais pas trop chaud.
2. **Ajoute 2 cuillères à soupe d'huile de coco** (si elle est solide, fais-la fondre légèrement). Mélange bien avec le beurre de karité fondu pour obtenir une texture homogène.
3. **Ajoute l'huile d'olive (facultatif)** : pour une nutrition encore plus intense, ajoute **1 cuillère à soupe d'huile d'olive**. Cette huile adoucit les cheveux et ajoute de la brillance.
4. **Ajoute des huiles essentielles (facultatif)** : Ajoute quelques gouttes d'**huile essentielle de lavande** ou d'**ylang-ylang** pour parfumer le masque et apaiser le cuir chevelu.

Application :

1. **Applique sur les cheveux** : sur cheveux secs ou légèrement humides, applique le masque généreusement. Commence par les racines si ton cuir chevelu est sec ou par les longueurs et les pointes si tu veux surtout définir les boucles.
2. **Masse doucement le cuir chevelu** pour stimuler la circulation sanguine et répartis bien le masque sur les longueurs pour hydrater en profondeur. Laisse poser **30 minutes à 1 heure**. Tu peux envelopper tes cheveux dans une serviette chaude ou un bonnet de douche pour maximiser l'effet nourrissant.

3. **Rince abondamment à l'eau tiède**, puis fais un shampoing doux pour éliminer les résidus d'huile. Assure-toi de bien rincer pour éviter que tes cheveux ne restent gras.

Fréquence :

Utilise ce masque **une fois par semaine** pour nourrir et définir tes boucles. Si tes cheveux sont très secs ou frisés, tu peux l'utiliser deux fois par semaine pour une hydratation supplémentaire.

Bienfaits du masque au beurre de karité et à l'huile de coco

- **Définition des boucles** : Ce masque nourrit les cheveux en profondeur et les hydrate, aidant à définir des boucles souples et bien formées.
- **Hydratation intense** : Le beurre de karité et l'huile de coco sont des ingrédients profondément nourrissants, parfaits pour les cheveux secs et bouclés qui ont besoin d'hydratation.
- **Réparation des cheveux abîmés** : Ce masque répare les cheveux fragiles et cassants, tout en les rendant plus résistants à la casse.
- **Douceur et brillance** : En plus de nourrir et d'hydrater, ce masque rend les cheveux doux et brillants, tout en réduisant les frisottis.

Ce **Masque au beurre de karité et à l'huile de coco** est parfait pour hydrater et définir les cheveux bouclés ou curly. En nourrissant profondément les cheveux, il permet de mieux définir les boucles, tout en leur apportant douceur, brillance et souplesse. Utilisé régulièrement, il aide à maintenir des boucles bien hydratées et éclatantes de santé.

Recettes N°43 : Masque à l'avocat et à l'huile de coco

Voici la recette détaillée du **Masque à l'avocat et à l'huile de coco**, une recette naturelle de la Méditerranée, idéale pour hydrater, nourrir et définir les cheveux bouclés ou curly :

Ingrédients :

- **1 avocat mûr** (hydrate, nourrit et renforce les cheveux)
- **2 cuillères à soupe d'huile de coco** (hydrate en profondeur, adoucit et apporte de la brillance)
- **1 cuillère à soupe de miel** (facultatif, pour plus d'hydratation et de brillance)
- **Quelques gouttes d'huile essentielle d'ylang-ylang ou de lavande** (facultatif, pour parfumer et apaiser le cuir chevelu)

Préparation :

1. **Écrase l'avocat** : dans un bol, écrase **1 avocat mûr** à la fourchette jusqu'à obtenir une pâte lisse sans grumeaux. L'avocat est riche en acides gras et en vitamines qui nourrissent les cheveux secs et bouclés en profondeur.
2. **Ajoute l'huile de coco** : ajoute **2 cuillères à soupe d'huile de coco** à l'avocat écrasé. Si l'huile de coco est solide, fais-la fondre légèrement au bain-marie ou au micro-ondes avant de l'ajouter pour qu'elle soit plus facile à mélanger.
3. **Ajoute le miel (facultatif)** : si tu veux ajouter une hydratation supplémentaire, incorpore **1 cuillère à soupe de miel**. Le miel est un humectant naturel qui aide à maintenir l'hydratation des cheveux et leur apporte de la brillance.
4. **Ajoute des huiles essentielles (facultatif)** : ajoute quelques gouttes d'**huile essentielle d'ylang-ylang** ou de **lavande** pour parfumer le masque et apporter des propriétés apaisantes.

Application :

1. **Applique sur les cheveux** : sur cheveux secs ou légèrement humides, applique généreusement le masque. Commence par les racines si ton cuir chevelu est sec, puis applique sur les longueurs et les pointes pour bien nourrir et hydrater tes boucles.
2. **Masse et laisse poser** : masse doucement le cuir chevelu pour stimuler la circulation sanguine, puis répartis bien le masque sur les longueurs. Laisse poser le masque pendant **30 minutes à 1 heure**. Enveloppe tes cheveux dans une serviette chaude ou un bonnet de douche pour une meilleure absorption.
3. **Rince et lave** : rince abondamment à l'eau tiède, puis fais un shampoing doux pour éliminer les résidus d'huile et d'avocat. Assure-toi de bien rincer pour ne laisser aucun résidu gras.

Fréquence :

Utilise ce masque **une fois par semaine** pour maintenir l'hydratation et la définition de tes boucles. Si tes cheveux sont très secs, tu peux l'utiliser deux fois par semaine.

Bienfaits du masque à l'avocat et à l'huile de coco :

- **Définition des boucles** : L'avocat et l'huile de coco hydratent en profondeur, aidant à définir les boucles et à leur donner de la souplesse.
- **Hydratation et nutrition** : Ce masque nourrit les cheveux secs et abîmés, favorisant des boucles plus définies, plus brillantes et moins sujettes aux frisottis.
- **Renforcement** : L'avocat est riche en vitamines A, B, D et E, ce qui renforce la fibre capillaire et aide à prévenir la casse des cheveux bouclés ou frisés.
- **Douceur et brillance** : Ce masque laisse les cheveux doux, lisses et brillants, tout en réduisant les frisottis et en hydratant le cuir chevelu.

Ce **Masque à l'avocat et à l'huile de coco** est parfait pour hydrater et définir les cheveux bouclés ou curly. Utilisé régulièrement, il rend les cheveux plus souples, brillants et en bonne santé, tout en favorisant des boucles bien définies et hydratées.

Recettes N°44 : Masque à l'Aloe vera et à l'huile d'argan

Voici la recette détaillée du **Masque à l'Aloe vera et à l'huile d'argan**, une recette naturelle idéale pour nourrir, hydrater et définir les cheveux bouclés ou curly :

Ingrédients :

- **2 cuillères à soupe de gel d'aloe vera** (hydrate en profondeur, définit les boucles et apporte de la brillance)
- **2 cuillères à soupe d'huile d'argan** (nourrit, adoucit et renforce les cheveux)
- **1 cuillère à soupe de miel** (facultatif, pour plus d'hydratation et de brillance)
- **Quelques gouttes d'huile essentielle de lavande ou de ylang-ylang** (facultatif, pour parfumer et apaiser le cuir chevelu)

Préparation :

1. **Prépare le gel d'aloe vera** : si tu utilises de l'aloe vera frais, prélève le gel directement d'une feuille. Sinon, utilise du gel d'aloe vera pur acheté en magasin. Mets **2 cuillères à soupe de gel d'aloe vera** dans un bol. Ce gel hydrate en profondeur et aide à définir les boucles en leur apportant souplesse et brillance.
2. **Ajoute l'huile d'argan** : ajoute **2 cuillères à soupe d'huile d'argan**. L'huile d'argan est riche en acides gras et en vitamine E, elle nourrit intensément les cheveux tout en les adoucissant et en réduisant les frisottis.
3. **Ajoute le miel (facultatif)** : si tu souhaites plus d'hydratation, ajoute **1 cuillère à soupe de miel**. Le miel est un humectant

naturel qui retient l'hydratation dans les cheveux et ajoute de la brillance.

4. **Ajoute des huiles essentielles (facultatif)** : si tu souhaites ajouter une touche de parfum, incorpore quelques gouttes d'**huile essentielle de lavande** ou d'**ylang-ylang**. Cela aide à apaiser le cuir chevelu tout en parfumant agréablement le masque.

Application :

1. **Applique sur les cheveux** : sur cheveux propres et humides, applique généreusement le masque. Commence par les racines si ton cuir chevelu est sec, et applique ensuite sur les longueurs et les pointes pour bien nourrir et hydrater tes boucles.
2. **Masse et laisse poser** : masse doucement le cuir chevelu pour bien faire pénétrer le masque, puis répartis bien sur les longueurs pour hydrater les boucles. Laisse poser le masque pendant **30 minutes à 1 heure**. Tu peux envelopper tes cheveux dans une serviette chaude ou utiliser un bonnet de douche pour une meilleure absorption des actifs.
3. **Rince** abondamment à l'eau tiède, puis fais un shampoing doux pour éliminer les résidus d'huile. Assure-toi de bien rincer pour que les cheveux ne restent pas gras.

Fréquence :

Utilise ce masque **une fois par semaine** pour maintenir la brillance, l'hydratation et la définition de tes boucles. Si tes cheveux sont très secs, tu peux l'utiliser deux fois par semaine.

Bienfaits du masque à l'Aloe vera et à l'huile d'argan

- **Définition des boucles** : L'aloe vera aide à définir les boucles en apportant hydratation et souplesse, tandis que l'huile d'argan scelle l'hydratation et réduit les frisottis.
- **Hydratation intense** : Ce masque nourrit et hydrate en profondeur les cheveux secs et bouclés, favorisant des boucles bien définies et souples.

- **Renforcement des cheveux** : L'huile d'argan renforce les cheveux fragiles et aide à prévenir la casse.
- **Douceur et brillance** : L'association de l'aloe vera et de l'huile d'argan rend les cheveux doux, lisses et brillants, tout en réduisant les frisottis.

Ce **Masque à l'Aloe vera et à l'huile d'argan** est parfait pour hydrater et définir les cheveux bouclés ou curly. En nourrissant et hydratant en profondeur, il laisse les cheveux souples, brillants et pleins de vie, tout en aidant à contrôler les frisottis. Utilisé régulièrement, il favorise des boucles bien formées et hydratées.

Recettes N°45 : Masque à l'avocat et à l'huile de ricin

Voici la recette détaillée du **Masque à l'avocat et à l'huile de ricin**, une recette naturelle d'Amérique du Sud, idéale pour nourrir, hydrater et définir les cheveux bouclés ou curly :

Ingrédients :

- **1 avocat mûr** (hydrate, nourrit et renforce les cheveux bouclés)
- **2 cuillères à soupe d'huile de ricin** (favorise la croissance, nourrit et définit les boucles)
- **1 cuillère à soupe d'huile de coco** (facultatif, pour plus d'hydratation et de brillance)
- **Quelques gouttes d'huile essentielle de lavande ou d'ylang-ylang** (facultatif, pour parfumer et apaiser le cuir chevelu)

Préparation :

1. **Écrase 1 avocat mûr** dans un bol jusqu'à obtenir une pâte lisse. L'avocat est riche en acides gras, vitamines et minéraux, ce qui nourrit en profondeur les cheveux secs et bouclés, tout en favorisant leur hydratation et souplesse.

2. **Ajoute l'huile de ricin** : ajoute **2 cuillères à soupe d'huile de ricin** à l'avocat écrasé. L'huile de ricin est excellente pour favoriser la croissance des cheveux, les renforcer et définir les boucles.

3. **Ajoute l'huile de coco (facultatif)** : pour une hydratation encore plus intense, ajoute **1 cuillère à soupe d'huile de coco**. Cette huile adoucit les cheveux et leur apporte de la brillance.

4. **Ajoute des huiles essentielles (facultatif)** : ajoute quelques gouttes d'**huile essentielle de lavande** ou d'**ylang-ylang** pour apporter une touche de parfum et des propriétés apaisantes pour le cuir chevelu.

Application :

1. **Applique généreusement le masque sur tes cheveux** secs ou légèrement humides. Commence par le cuir chevelu si tu souhaites stimuler la pousse des cheveux, puis applique sur les longueurs et les pointes pour bien nourrir et définir les boucles.

2. **Masse délicatement** ton cuir chevelu pour stimuler la circulation sanguine et répartis bien le masque sur l'ensemble de tes cheveux. Laisse poser pendant **30 minutes à 1 heure**. Pour maximiser l'effet nourrissant, enveloppe tes cheveux dans une serviette chaude ou un bonnet de douche.

3. **Rince abondamment** à l'eau tiède, puis fais un shampoing doux pour éliminer les résidus d'huile. Veille à bien rincer pour ne pas laisser de résidus gras sur les cheveux.

Fréquence :

Utilise ce masque **une fois par semaine** pour maintenir l'hydratation et la définition de tes boucles. Si tes cheveux sont très secs, tu peux l'utiliser deux fois par semaine pour une hydratation encore plus intense.

Bienfaits du masque à l'avocat et à l'huile de ricin

- **Définition des boucles** : L'avocat et l'huile de ricin hydratent et nourrissent les cheveux, permettant aux boucles de se former et de rester bien définies.

- **Hydratation intense** : Ce masque nourrit profondément les cheveux secs et frisés, ce qui est essentiel pour obtenir des boucles souples, brillantes et bien hydratées.
- **Renforcement et croissance** : L'huile de ricin est reconnue pour stimuler la croissance des cheveux et les renforcer, ce qui est bénéfique pour les cheveux bouclés souvent sujets à la casse.
- **Douceur et brillance** : L'ajout d'huile de coco (facultatif) et d'avocat rend les cheveux doux, lisses et brillants, tout en réduisant les frisottis.

Ce **Masque à l'avocat et à l'huile de ricin** est parfait pour nourrir et définir les cheveux bouclés ou curly, tout en favorisant leur croissance et en prévenant la casse. Utilisé régulièrement, il hydrate en profondeur et aide à obtenir des boucles bien formées, brillantes et en pleine santé.

Conseils supplémentaires

- Testez les recettes une par une pour identifier celles qui conviennent le mieux à votre type de cheveux.
- Adaptez les quantités en fonction de la longueur et de l'épaisseur de vos cheveux.
- Utilisez des ingrédients de qualité et de préférence biologiques.
- Effectuez un test d'allergie avant d'appliquer un nouveau produit sur votre cuir chevelu.
- N'hésitez pas à combiner ces recettes ou à les adapter en fonction de vos ingrédients préférés.

___________ Chapitre 7___________

3 Recettes de Sprays Hydratants et Démêlants Naturels

Voici 3 recettes de sprays hydratants et démêlants naturels, inspirées de différentes cultures, pour prendre soin de vos cheveux :

- Spray à l'aloe vera et à l'eau de rose
- Spray à l'infusion de camomille
- Spray à l'huile d'argan et à l'eau

Recettes N°46 : Spray à l'aloe vera et à l'eau de rose

Voici la recette détaillée du Spray à l'aloe vera et à l'eau de rose, un hydratant et démêlant naturel idéal pour les cheveux, surtout les bouclés ou curly. Ce spray aide à hydrater, démêler et adoucir les cheveux tout en leur apportant brillance et fraîcheur.

Ingrédients :

- **2 cuillères à soupe de gel d'aloe vera** (hydrate, adoucit et aide à démêler)
- **150 ml d'eau de rose** (hydrate, apaise le cuir chevelu et parfume légèrement)
- **1 cuillère à soupe d'huile de jojoba** ou d'**huile d'amande douce** (facultatif, pour adoucir et nourrir)
- **Quelques gouttes d'huile essentielle de lavande ou de menthe poivrée** (facultatif, pour parfumer et rafraîchir)
- **1 vaporisateur vide** (environ 200 ml)

Préparation :

1. **Mélange le gel d'aloe vera** : dans un bol, mélange **2 cuillères à soupe de gel d'aloe vera** avec **1 cuillère à soupe d'huile de jojoba** ou d'**huile d'amande douce** (facultatif). L'aloe vera hydrate

en profondeur et aide à démêler, tandis que l'huile de jojoba ou d'amande douce nourrit les cheveux et apporte de la brillance.

2. **Ajoute l'eau de rose** : ajoute ensuite **150 ml d'eau de rose** au mélange. L'eau de rose hydrate et apaise le cuir chevelu tout en parfumant légèrement les cheveux.

3. **Ajoute des huiles essentielles (facultatif)** : si tu souhaites ajouter une touche de parfum, incorpore quelques gouttes d'**huile essentielle de lavande** pour un effet relaxant ou d'**huile essentielle de menthe poivrée** pour une sensation rafraîchissante.

4. **Mélange et verse dans le vaporisateur** : Mélange bien tous les ingrédients jusqu'à obtenir une texture homogène. Verse le tout dans un flacon vaporisateur propre de 200 ml environ.

Application :

1. **Agite avant chaque utilisation** : avant chaque utilisation, agite bien le spray pour mélanger les ingrédients, surtout si tu as ajouté de l'huile.

2. **Applique sur cheveux secs ou humides** : Vaporise le spray sur tes cheveux secs ou humides, en te concentrant sur les longueurs et les pointes pour hydrater et démêler. Utilise tes doigts ou un peigne à dents larges pour démêler doucement les cheveux après l'application.

3. **Ne rince pas** : laisse le spray agir sur tes cheveux sans rinçage. Il hydratera et apportera de la douceur tout au long de la journée.

Fréquence :

Utilise ce spray hydratant et démêlant **quotidiennement** ou après chaque lavage pour garder tes cheveux bien hydratés, souples et faciles à coiffer.

Bienfaits du spray à l'aloe vera et à l'eau de rose

- **Hydratation** : L'aloe vera et l'eau de rose sont des hydratants naturels qui apportent de l'hydratation à tes cheveux tout en les adoucissant.

- **Démêlant** : Le gel d'aloe vera aide à démêler les cheveux sans les casser, ce qui est particulièrement utile pour les cheveux bouclés et frisés.
- **Brillance et douceur** : L'huile de jojoba ou d'amande douce (facultatif) rend les cheveux plus doux et leur donne de la brillance sans les alourdir.
- **Apaisant** : L'eau de rose et les huiles essentielles (facultatif) apaisent le cuir chevelu et laissent un parfum délicat et rafraîchissant.

Ce **Spray à l'aloe vera et à l'eau de rose** est parfait pour hydrater et démêler tes cheveux tout au long de la journée. Il est particulièrement adapté aux cheveux secs, bouclés ou frisés, et te permet de garder des cheveux souples, brillants et bien hydratés de façon naturelle.

Recettes N°47 :Spray à l'infusion de camomille pour hydrater et démêler les cheveux

Voici la recette détaillée du **Spray à l'infusion de camomille**, un hydratant et démêlant naturel, particulièrement adapté pour adoucir et éclaircir légèrement les cheveux blonds ou châtains, tout en les démêlant en douceur.

Ingrédients :

- **2 sachets de camomille** ou **2 cuillères à soupe de fleurs de camomille séchées** (apaise le cuir chevelu, adoucit et aide à éclaircir les cheveux)
- **200 ml d'eau** (pour infuser la camomille)
- **1 cuillère à soupe de gel d'aloe vera** (hydrate et adoucit les cheveux)

- **1 cuillère à café d'huile d'amande douce** ou d'huile d'argan**
  (facultatif, pour nourrir et apporter de la brillance)
- **Quelques gouttes d'huile essentielle de citron ou de lavande**
  (facultatif, pour parfumer et rafraîchir)
- **1 vaporisateur vide** (environ 250 ml)

Préparation :

1. **Infusion de camomille :** fais chauffer **200 ml d'eau** jusqu'à ébullition, puis ajoute **2 sachets de camomille** ou **2 cuillères à soupe de fleurs séchées de camomille**.
   - Laisse infuser pendant environ **10 à 15 minutes**, jusqu'à ce que l'eau soit bien imprégnée de camomille.
   - Laisse refroidir l'infusion à température ambiante avant de l'utiliser.
2. **Ajoute le gel d'Aloe vera :** dans un bol, mélange l'infusion de camomille refroidie avec **1 cuillère à soupe de gel d'aloe vera**. L'Aloe vera apporte une hydratation supplémentaire et aide à démêler les cheveux.
3. **Ajoute l'huile (facultatif) :** pour un effet nourrissant, tu peux ajouter **1 cuillère à café d'huile d'amande douce** ou **d'huile d'argan**. Ces huiles légères adoucissent les cheveux sans les alourdir et leur donnent de la brillance.
4. **Ajoute des huiles essentielles (facultatif) :** si tu souhaites une touche de parfum et des bienfaits supplémentaires, ajoute quelques gouttes d'**huile essentielle de citron** (qui aide à éclaircir et parfumer) ou d'**huile essentielle de lavande** pour un effet apaisant.
5. **Verse dans le vaporisateur :** verse le mélange dans un flacon vaporisateur propre (environ 250 ml) et secoue bien pour mélanger tous les ingrédients.

Application :

1. **Agite avant chaque utilisation** : agite bien le flacon avant chaque utilisation, surtout si tu as ajouté de l'huile pour t'assurer que le mélange est bien homogène.
2. **Applique sur cheveux secs ou humides** : vaporise le spray sur tes cheveux secs ou humides, en te concentrant sur les longueurs et les pointes pour hydrater et démêler. Utilise un peigne à dents larges ou tes doigts pour démêler les cheveux en douceur après l'application.
3. **Ne rince pas** : laisse le spray agir sans rinçage. Il hydratera, adoucira et apportera de la légèreté à tes cheveux.

Fréquence :

Utilise ce spray **quotidiennement** ou après chaque lavage pour hydrater, démêler et rafraîchir tes cheveux.

Bienfaits du spray à l'infusion de camomille

- **Hydratation et douceur** : La camomille, combinée à l'aloe vera, hydrate les cheveux en profondeur, les adoucit et facilite le démêlage.
- **Éclaircissement naturel** : Pour les cheveux blonds ou châtains, l'infusion de camomille aide à éclaircir légèrement les cheveux au fil du temps, en leur apportant des reflets dorés.
- **Brillance et souplesse** : L'ajout d'huile d'amande douce ou d'huile d'argan (facultatif) apporte de la brillance et nourrit les cheveux sans les alourdir.
- **Effet apaisant** : La camomille apaise le cuir chevelu irrité et réduit les démangeaisons.

Ce **Spray à l'infusion de camomille** est parfait pour hydrater et démêler les cheveux tout en leur apportant douceur et éclat. Il est particulièrement adapté pour les cheveux blonds ou châtains, car il aide à éclaircir et à raviver les reflets naturels. Utilisé régulièrement, il rend les cheveux plus souples, brillants et faciles à coiffer.

Recettes N°48 : Spray à l'huile d'argan et à l'eau

Voici la recette détaillée du **Spray à l'huile d'argan et à l'eau**, un hydratant et démêlant naturel qui convient à tous les types de cheveux, en particulier les cheveux secs ou abîmés. Ce spray aide à hydrater, démêler et adoucir les cheveux tout en leur apportant une brillance naturelle.

Ingrédients :

- **100 ml d'eau** (de préférence de l'eau distillée ou filtrée pour éviter les impuretés)
- **2 cuillères à soupe d'huile d'argan** (nourrit, hydrate et apporte de la brillance)
- **1 cuillère à soupe de gel d'aloe vera** (facultatif, pour plus d'hydratation et adoucir les cheveux)
- **Quelques gouttes d'huile essentielle de lavande ou d'ylang-ylang** (facultatif, pour parfumer et apaiser le cuir chevelu)
- **1 vaporisateur vide** (environ 150 à 200 ml)

Préparation :

1. **Verse l'eau dans un bol** : Commence par verser **100 ml d'eau** dans un bol ou directement dans le flacon vaporisateur.
2. **Ajoute l'huile d'argan** : Ajoute **2 cuillères à soupe d'huile d'argan** à l'eau. L'huile d'argan est riche en acides gras essentiels et en vitamine E, ce qui hydrate en profondeur, adoucit les cheveux et les rend brillants.
3. **Ajoute le gel d'aloe vera (facultatif)** : Pour un effet encore plus hydratant, ajoute **1 cuillère à soupe de gel d'aloe vera**. Ce gel est connu pour ses propriétés hydratantes et apaisantes, parfait pour adoucir les cheveux et faciliter le démêlage.
4. **Ajoute des huiles essentielles (facultatif)** : si tu souhaites un parfum agréable, ajoute quelques gouttes d'**huile essentielle de lavande** ou d'**ylang-ylang**. Cela parfumera légèrement tes cheveux tout en apaisant le cuir chevelu.

5. **Verse le mélange dans le vaporisateur** : mélange bien tous les ingrédients jusqu'à obtenir une texture homogène. Verse le tout dans un flacon vaporisateur propre.

Application :

1. **Agite avant chaque utilisation** : Comme l'eau et l'huile ne se mélangent pas naturellement, agite bien le flacon avant chaque utilisation pour bien répartir l'huile dans l'eau.
2. **Applique sur cheveux secs ou humides** : Vaporise le spray sur tes cheveux secs ou humides, en te concentrant sur les longueurs et les pointes. Utilise un peigne à dents larges ou tes doigts pour démêler les cheveux après l'application.
3. **Ne rince pas** : Laisse le spray agir sur tes cheveux sans rinçage. Il hydratera et apportera de la brillance tout au long de la journée.

Fréquence :

Utilise ce spray hydratant et démêlant **quotidiennement** ou après chaque lavage pour maintenir l'hydratation et la douceur de tes cheveux.

Bienfaits du spray à l'huile d'argan et à l'eau

- **Hydratation** : L'eau, combinée à l'huile d'argan, hydrate les cheveux secs et leur redonne de la souplesse.
- **Démêlant naturel** : L'huile d'argan facilite le démêlage et laisse les cheveux plus doux et lisses.
- **Brillance et douceur** : L'huile d'argan apporte une brillance naturelle aux cheveux, tout en les nourrissant en profondeur sans les alourdir.
- **Protection contre les frisottis** : Ce spray aide à contrôler les frisottis, en particulier par temps humide.

Ce **Spray à l'huile d'argan et à l'eau** est parfait pour hydrater et démêler les cheveux au quotidien. Utilisé régulièrement, il rend les cheveux plus doux, plus brillants et plus faciles à coiffer, tout en leur apportant une protection naturelle contre les frisottis et la sécheresse.

Conseils supplémentaires

- Testez les recettes une par une pour identifier celles qui conviennent le mieux à votre type de cheveux.
- Adaptez les quantités en fonction de la longueur et de l'épaisseur de vos cheveux.
- Utilisez des ingrédients de qualité et de préférence biologiques.
- Effectuez un test d'allergie avant d'appliquer un nouveau produit sur votre cuir chevelu.
- N'hésitez pas à combiner ces recettes ou à les adapter en fonction de vos ingrédients préférés.

_________ Chapitre 8_________

2 recettes de gels coiffants naturels

Gel Coiffant à Base de Graines de Lin

Gel Coiffant à Base d'Aloe Vera

Recettes N°49 : Gel coiffant à base de graines de lin

Voici la recette détaillée du Gel coiffant à base de graines de lin, un gel naturel idéal pour fixer et définir les boucles tout en apportant hydratation et brillance aux cheveux. Ce gel est particulièrement apprécié par les cheveux bouclés, frisés ou crépus, mais convient à tous les types de cheveux pour une fixation légère et naturelle.

Ingrédients :

- **2 cuillères à soupe de graines de lin** (pour créer un gel naturel riche en acides gras oméga-3 et en vitamines)

- **250 ml d'eau** (pour cuire les graines de lin)
- **Quelques gouttes d'huile essentielle de lavande ou d'ylang-ylang** (facultatif, pour parfumer et apaiser le cuir chevelu)
- **1 cuillère à café d'huile de jojoba** ou d'huile d'argan** (facultatif, pour plus d'hydratation et de brillance)
- **1 petit bol et un tamis** (pour filtrer le gel)
- **1 flacon ou pot propre** (pour conserver le gel)

Préparation :

1. **Fais bouillir les graines de lin** : dans une petite casserole, porte **250 ml d'eau** à ébullition. ajoute **2 cuillères à soupe de graines de lin** dans l'eau bouillante. réduis le feu et laisse mijoter à feu moyen pendant environ **7 à 10 minutes**, en remuant régulièrement. Le mélange commencera à épaissir et à devenir gélatineux.

2. **Filtre le gel** : une fois que le mélange a épaissi et atteint une texture gélatineuse, retire la casserole du feu. Utilise un tamis ou une passoire fine pour filtrer les graines de lin et récupérer le gel. Il est important de le faire rapidement pendant que le gel est encore chaud pour faciliter la filtration.

3. **Ajoute l'huile et les huiles essentielles (facultatif)** : si tu souhaites ajouter de l'hydratation et de la brillance, incorpore **1 cuillère à café d'huile de jojoba** ou **d'huile d'argan** au gel encore chaud. Ces huiles aident à nourrir et à protéger les cheveux. Ajoute ensuite quelques gouttes d'**huile essentielle de lavande** ou d'**ylang-ylang** pour parfumer légèrement ton gel et apaiser le cuir chevelu.

4. **Laisse refroidir** : laisse le gel refroidir à température ambiante. Une fois refroidi, il va épaissir davantage et atteindre une texture idéale pour coiffer les cheveux.

5. **Verse dans un flacon ou un pot** : verse le gel dans un flacon ou un pot propre pour le conserver. Il peut être conservé au réfrigérateur pendant **1 à 2 semaines**.

Application :

1. **Utilise sur cheveux humides ou secs** : applique une petite quantité de gel sur cheveux humides ou secs. Répartis-le uniformément en utilisant tes doigts ou un peigne pour définir les boucles ou pour coiffer les cheveux selon tes envies.
2. **Modèle et fixe les cheveux** : utilise le gel pour définir des boucles, lisser les cheveux ou créer des coiffures en les fixant naturellement. Le gel de lin offre une fixation légère à moyenne, sans alourdir ni rendre les cheveux rigides.
3. **Laisse sécher à l'air libre** : laisse les cheveux sécher à l'air libre pour un effet naturel. Le gel apportera de la tenue tout en hydratant les cheveux.

Fréquence :

Utilise ce gel coiffant à base de graines de lin **chaque fois que tu veux coiffer ou définir tes boucles**. Il est léger et hydratant, donc adapté à une utilisation quotidienne.

Bienfaits du gel coiffant à base de graines de lin

- **Fixation naturelle** : Le gel de graines de lin offre une tenue légère à moyenne, idéale pour fixer les boucles ou créer des coiffures tout en gardant les cheveux souples.
- **Hydratation et brillance** : Riche en oméga-3 et en vitamines, ce gel hydrate les cheveux et leur apporte de la brillance naturelle.
- **Définition des boucles** : Ce gel est particulièrement adapté aux cheveux bouclés, frisés ou crépus, car il aide à définir les boucles sans effet collant ou rigide.
- **Non agressif** : Contrairement aux gels coiffants conventionnels, ce gel n'assèche pas les cheveux et ne laisse aucun résidu, tout en étant 100% naturel.

Ce **Gel coiffant à base de graines de lin** est parfait pour fixer et définir les boucles ou pour coiffer les cheveux de manière naturelle, tout en les hydratant. Utilisé régulièrement, il aide à maintenir les cheveux en bonne santé et à conserver des coiffures légères, souples et brillantes.

Recettes N°50 : Gel coiffant à base d'Aloe Vera pour cheveux

Voici la recette détaillée du **Gel coiffant à base d'Aloe Vera**, un gel naturel qui aide à fixer, hydrater et définir les cheveux tout en leur apportant de la brillance. Il est particulièrement adapté aux cheveux bouclés, frisés ou crépus, mais convient à tous les types de cheveux.

Ingrédients :

- **4 cuillères à soupe de gel d'aloe vera** (hydratant, apaisant et adoucissant)
- **1 cuillère à soupe d'huile de jojoba** ou d'**huile d'argan** (facultatif, pour nourrir et ajouter de la brillance)
- **Quelques gouttes d'huile essentielle de lavande, de romarin ou d'ylang-ylang** (facultatif, pour parfumer et apaiser le cuir chevelu)
- **1 flacon ou pot propre** (pour conserver le gel)

Préparation :

1. **Utilise du gel d'aloe vera pur** : utilise **4 cuillères à soupe de gel d'aloe vera**. Si tu as une plante d'aloe vera à la maison, prélève le gel directement à partir des feuilles. Sinon, tu peux acheter du gel d'aloe vera pur, sans additifs chimiques.
2. **Ajoute l'huile (facultatif)** : si tu veux apporter plus d'hydratation et de brillance, ajoute **1 cuillère à soupe d'huile de jojoba** ou **d'huile d'argan**. Ces huiles légères nourrissent les cheveux sans les alourdir.

3. **Ajoute des huiles essentielles (facultatif)** : si tu souhaites un parfum agréable, ajoute quelques gouttes d'**huile essentielle de lavande**, de **romarin**, ou d'**ylang-ylang**. En plus de parfumer, elles favorisent la santé du cuir chevelu.

4. **Mélange bien** : mélange tous les ingrédients jusqu'à obtenir une texture homogène. Si le gel d'aloe vera semble trop épais, tu peux ajouter une petite quantité d'eau pour obtenir la consistance désirée.

5. **Verse dans un flacon ou pot** : une fois bien mélangé, verse le gel dans un flacon ou un pot propre. Tu peux conserver ce gel dans le réfrigérateur pour une sensation de fraîcheur à l'application et pour prolonger sa durée de vie (environ **1 à 2 semaines**).

Application :

1. **Utilise sur cheveux humides ou secs** : Applique une petite quantité de gel sur tes cheveux humides ou secs. Répartis-le uniformément avec tes doigts ou un peigne pour définir tes boucles ou lisser tes cheveux.

2. **Modèle les cheveux selon ton style** : Utilise ce gel pour fixer et définir les boucles, lisser les cheveux ou créer des coiffures. Il offre une fixation légère à moyenne et donne aux cheveux une apparence hydratée et brillante sans les alourdir.

3. **Laisse sécher à l'air libre** : Laisse sécher à l'air libre pour un effet naturel. Le gel d'aloe vera ne laisse pas de résidu et hydrate les cheveux tout au long de la journée.

Fréquence :

Utilise ce gel coiffant naturel **chaque jour** ou à chaque coiffage. Il est doux, non agressif et peut être appliqué régulièrement.

Bienfaits du gel coiffant à base d'aloe vera

- **Hydratation** : Le gel d'aloe vera est un excellent hydratant naturel, idéal pour les cheveux secs ou abîmés.

- **Fixation légère** : Ce gel offre une tenue légère à moyenne, parfait pour définir les boucles ou créer des coiffures souples et naturelles.
- **Brillance et douceur** : L'aloe vera, combiné à l'huile de jojoba ou d'argan (facultatif), rend les cheveux doux, lisses et brillants.
- **Non collant** : Contrairement à de nombreux gels capillaires commerciaux, le gel d'aloe vera ne rend pas les cheveux collants et ne laisse pas de résidus.

Ce **Gel coiffant à base d'Aloe Vera** est parfait pour hydrater, coiffer et définir les cheveux tout en leur apportant douceur et brillance. Il est idéal pour les personnes qui recherchent une solution naturelle pour garder leurs cheveux bien coiffés tout en respectant leur santé.

Conclusion : La beauté au naturel, un voyage capillaire

Et voilà, nous arrivons à la fin de notre aventure à travers les **50 recettes de grand-mère pour sublimer tes cheveux**. J'espère que ce livre t'aura montré à quel point il est simple et accessible de prendre soin de sa chevelure, naturellement et sans chichi.

Au fil de ces pages, nous avons découvert ensemble des recettes maison faciles à réaliser, adaptées à tous les types de cheveux, et surtout, concoctées avec des ingrédients que tu as peut-être déjà chez toi. Que tu sois en quête de solutions pour des cheveux gras, secs, ternes, ou abîmés, ou que tu cherches à accélérer la pousse de ta crinière ou à dompter des boucles indisciplinées, tu as maintenant toutes les clés en main pour y parvenir.

La nature, ton meilleur allié

Ce qui est magique avec les ingrédients naturels, c'est qu'ils sont à la fois doux et puissants. Ils respectent la fibre capillaire tout en apportant des bienfaits profonds. L'huile de coco, l'avocat, le miel, ou encore le vinaigre de cidre sont des trésors que la nature nous offre. En les utilisant régulièrement, tu donneras force, brillance et vitalité à tes cheveux, tout en évitant les produits chimiques agressifs qui peuvent fragiliser ta chevelure.

Un soin capillaire personnalisé et économique

Tu l'auras compris, prendre soin de ses cheveux avec des produits naturels, c'est non seulement bon pour ta santé capillaire, mais c'est aussi économique et respectueux de l'environnement. Tu peux adapter chaque recette selon tes besoins, ton type de cheveux et même ton humeur du moment. C'est toi qui décides, et tu crées ta propre routine capillaire, sur-mesure.

À toi de jouer !

Maintenant que tu disposes de 50 recettes capillaires, il ne te reste plus qu'à les expérimenter. Amuse-toi à tester, à personnaliser, à combiner ces recettes jusqu'à trouver celles qui te correspondent parfaitement. Tes cheveux te remercieront en étant plus doux, plus forts, et surtout plus éclatants !

Et n'oublie pas, la beauté de tes cheveux passe aussi par ton bien-être général. Une bonne hydratation, une alimentation équilibrée, et une routine de soin adaptée feront des merveilles. Alors, sois patiente, bienveillante envers toi-même, et surtout, profite de chaque instant de cette routine beauté, car prendre soin de soi, c'est aussi un plaisir !

Merci d'avoir pris le temps de parcourir ces recettes et de t'intéresser aux astuces naturelles de nos grands-mères. En prenant soin de tes cheveux de manière naturelle, tu fais un choix conscient pour ton bien-être et pour la planète.

À bientôt pour de nouvelles recettes naturelles !